FORSCHUNGSBERICHTE DES LANDES NORDRHEIN-WESTFALEN

Nr. 1417

Herausgegeben
im Auftrage des Ministerpräsidenten Dr. Franz Meyers
von Staatssekretär Professor Dr. h. c. Dr. E. h. Leo Brandt

DK 612.397.2/.5
616–073.75:612.123

Priv.-Doz. Dr. med. Hans Schlüssel

Medizinische Universitätsklinik Köln
(Direktor: Prof. Dr. med. Dr. rer. nat. h. c. Dr. med. h. c. Hugo Wilhelm Knipping)

Die Klärreaktion

(Prüfung mit radioaktiven Markierungssubstanzen)

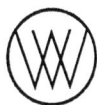

WESTDEUTSCHER VERLAG · KÖLN UND OPLADEN 1964

ISBN 978-3-663-06101-4   ISBN 978-3-663-07014-6 (eBook)
DOI 10.1007/978-3-663-07014-6

Verlags-Nr. 011417

© 1964 by Westdeutscher Verlag, Köln und Opladen

Gesamtherstellung: Westdeutscher Verlag

Resorption und Stoffwechsel von Fett und fettartigen Stoffen sind eine Besonderheit der Ernährung, da alle biologisch-chemischen Reaktionen in einer hydrophilen Phase ablaufen, das Fett somit in diese Form übergeführt werden muß. Die Auseinandersetzung mit dem Problem der Überführung von Fett in eine wasserlösliche Form ist unumgänglich, da eine fettfreie Ernährung aus vielfachen Gründen mit dem Leben unvereinbar ist, der Organismus auch selbst Depotfett bildet und bei Bedarf wieder mobilisieren muß.

Die Entfernung von einer natürlichen Lebensweise, wie sie die Technisierung und Zivilisierung mit sich bringen, beinhaltet gerade für die Quantität und Qualität des Nahrungsfetts große Änderungen, durch die die Fettverarbeitung für den Organismus erschwert wird. Wir sehen auf Grund statistischer Erhebungen, klinisch-chemischer Blutfettbefunde und therapeutisch-diätetischer Erfahrungen Korrelationen zwischen Zivilisierung, Nahrungsfett und Auftreten von Fettstoffwechselstörungen. Dafür können wir uns vornehmlich auf das reichhaltige Material beziehen, daß anläßlich der Atheroskleroseforschungen zusammengetragen wurde.

Ein Kriterium für eine fehlerhafte Fettverwertung kann die Klärreaktion sein, unter der wir das Verschwinden einer Fett-Trübung aus dem Serum verstehen. Diese Fett-Trübung tritt regelmäßig nach Aufnahme von Nahrungsfett im Serum auf. Viele Faktoren beeinflussen ihr Ausmaß und ihren Ablauf, so daß Verlaufsbeobachtungen nur eine summarische Aussage gestatten. Trotzdem sind in den letzten Jahren vielfache Versuche unternommen worden, aus diesen Beobachtungen diagnostische Schlüsse hinsichtlich der Fettstoffwechselsituation zu ziehen mit dem Ziel, Richtlinien für unser therapeutisches und insbesondere diätetisches Handeln zu gewinnen.

Man gibt eine standardisierte Testmahlzeit oder parenteral eine Testemulsion und verfolgt die Klärreaktion durch Trübwertmessungen oder Chylomikronenauszählungen. Eine technische Vereinfachung und Einengung der Streubreite erwartet man vom Einsatz radioisotopenmarkierter Fette oder fettartiger Körper.

Gegenstand dieser Arbeit ist die Darstellung der physiologisch-chemischen Verhältnisse der Fett-Verdauung, -Resorption und des -Abtransportes aus der Blutbahn im Zusammenhang mit der Klärreaktion. Der zu erwartende diagnostische Wert der Klärreaktion soll kritisch erörtert werden, dazu der Bericht über die Entwicklung einer synthetischen fettartigen Emulsion zum Einsatz im Klärtest.

Die Fettverdauung

Im Darm werden Nahrungsfette von den Pankreas- und Darmwandlipasen gespalten. Zur Verbesserung des fermentativen Angriffs soll ein möglichst feiner Emulsionszustand erreicht werden. Die Emulgierbarkeit ist abhängig vom Schmelzpunkt, der Cholesterin- und Fettmenge in der Nahrung, der Anwesenheit von Gallensäuren und Phosphatiden im Darm und der dispergierenden Wirkung enzymatisch gebildeter Di- und Monoglyzeride und Fettsäuren (als Alkalisäuren). Die Spaltung der Triglyzeride beginnt bei der in Alpha-Stellung stehenden Fettsäure. Wesentlich langsamer ist die Hydrolyse eines weiteren Esters, und eine totale Glyzeridspaltung bedarf einer 24stündigen Fermenteinwirkung [104–109].

Die Fettresorption

Die Triglyzeride werden nicht völlig zu Glyzerinen und Fettsäuren hydrolisiert. Vielmehr kommen etwa 3–10% unverändert als Triglyzeride, 55–74% als Partialglyzeride und nur der Rest als freie Fettsäuren zur Resorption [110, 111]. Auch ist die Aufnahme von ungespaltenen Fettemulsionsteilchen der Größe unter 0,5 µ möglich, wie man bei Paraffin-Resorptionen beobachten konnte [112].

Tab. 1 Resorptionsrate und Verwertungskoeffizient für verschiedene Fette
Tabelle von EGGSTEIN [22] nach Angaben von LANGWORTHY und DEUEL

Fettart	Resorptionsrate (mg/100 cm²/Std.) Ratte		Verwertungskoeffizient	
	nach 4 Std.	nach 6 Std.	Ratte	Mensch
tierisch				
Butter	53	42	88–98	97
Speck	50	—	96–98	97
pflanzlich				
Kokosfett	41	43	96–98	98
Leinöl	58,5	—	80	—
Olivenöl	54	—	98	98
synthetisch				
Tricaprylin	46	—	—	—
Trilaurin	21	—	97	—
Tripalmin	—	—	84	—
Tristerin	—	—	19	—
+ Triolein 2:1	—	—	39	—
+ Triolein 1:2	—	—	69	—
Monostearin	—	—	20–47	—
Stearinsäure	—	—	14–15	—

Ungesättigte Fettsäuren werden leichter resorbiert als gesättigte [115, 117], der Zusatz von z. B. Linolsäure verbessert die Ausnutzung hochschmelzender und deshalb schlecht resorbierbarer Fette [113, 114]. Ein Schmelzpunkt unter 50° sichert unter normalen Verdauungsbedingungen eine Fettresorption von 80 bis 90% [8,19] (über 90% [8]), mäßige Mengen sicher über 97% [9]. Der niedere Schmelzpunkt eines Fettes ist durch Ungesättigtheit oder Kurzkettigkeit der Fettsäuren bedingt, doch ist die Kettenlänge der einzelnen Fettsäuren an sich für die Resorption von untergeordneter Bedeutung (mit Ausnahme synthetischer Ester mit verzweigten Fettsäuren [21]).

Hemmend auf die Resorption wirken Mangel an Galle, an Lipase. Zöliakie und Sprue hemmen, während schlackenreiche Nahrung, Durchfälle oder hoher Kalkgehalt die Resorption nicht mindern [1]).

Maßgeblich regulierender Faktor für die Resorptionsgeschwindigkeit ist das Tempo der Hydrolyse, wie man bei der Verfütterung von Glyzeriden zusammen mit freien Fettsäuren sah. Natürlich ist auch die Magenverweildauer ausschlaggebend für das zeitliche Einsetzen der eigentlichen Resorptionsmechanismen, da die Lipase ganz überwiegend im Dünndarm wirksam wird. Bei der resorptiven Aufnahme durch die Darmwand spielen wahrscheinlich deren Lipoproteide als hydrotrophe Vehikel die Rolle einer Acceptorfunktion.

Der Fett-Transport

Für die weitere Transportfähigkeit des alimentären Fetts schafft die Mucosazelle die wesentliche Voraussetzung. In ihr findet u. a. eine Resynthese der Triglyzeride aus den Spaltstücken, eine Fettsäurenveresterung mit Chlolesterin und Chylomikronenbildung statt. Das alimentäre Fett wird über die Lymphbahn des Ductus thoracicus transportiert und gelangt als Chylomikronen und leichte Lipoproteide in die Blutbahn [8]. Nur niedere Fettsäuren mit einer Kettenlänge von 10-C-Atomen und weniger sind unabhängig von dem Lymphtransport und kommen aus der Darmzelle direkt in die Blutbahn und zur Leber [152].

Die Zusammensetzung des Lymphfetts ähnelt dem des Blutfetts, wie die vergleichende Elektrotrophoreseverteilung zeigt. (Abb. 1)

Für die Wasserlöslichmachung des Fetts werden die Plasmaproteine eingesetzt, von denen insgesamt 10% zur Bildung der Lipoproteide herangezogen werden [4], davon 4% zu sogenannten Alpha-Lipoproteiden, und 5–6% zu Beta-Lipoproteiden [77]. Je größer die Lipoproteidpartikel, um so anteilmäßig geringer der Eiweißanteil. Die Chylomikronen, feinste Fett-Tröpfchen in Lymphe und Blut, zeigen bei größtem Triglyzeridgehalt den geringsten Eiweißanteil, der nach rechnerischer Ermittlung nicht einmal die gesamte Chylomikronen-Oberfläche bedecken kann. Die Chylomikronen haben einen Durchmesser bis zu 1,5 µ [77]. Partikel unter 0,5 µ wurden als Lipomikronen oder »weiße Chylomikronen« bezeichnet [77]. In ihrer Größenordnung zeigen sie Übergänge zu den Lipoproteiden niedrigster Dichte, ab der Emulsionsteilchengröße von 0,1 µ werden die

Tab. 2 Chemische Zusammensetzung von Lipoproteiden aus Seren gesunder Personen nach fraktionierter Ultrazentrifugierung nach ONCLEY und EDER aus PEZOLD [77]

Fraktion	Autor	spez. Gewicht [g/ml]	S_f	Plasmakonzentration [mg-%]	Prozentuale Verteilung					
					Peptide	Phosphatide	Cholesterin	Triglyceride	f. Ch./ G. Ch.	G. Ch./ Phosphate
I. Chylomikronen	E	D<1,006	—	unterschiedlich	2,5	7,1	9,1	81,3	0,46	0,95
	O	D = 0,94 (25°C)	< 400		2,0	7,0	8,0	83,0	—	—
II. β_1-+α_2- Lipoproteide	E	D = 1,007–1,019	12–20	—	7,1	17,9	22,2	51,8	0,37	0,90
	O	D = 0,98	—	150	9,0	18,0	22,0	51,0	—	—
III. β_1- Lipoproteide	E	D = 1,019–1,063	0–12	—	20,7	23,1	46,9	9,3	0,24	1,30
	O	D = 1,03	—	320	21,0	22,0	47,0	10,0	—	—
IV. α_1- Lipoproteide	E	D = 1,063–1,210 HDL$_2$–HDL$_3$		—	46,4	26,1	19,4	8,1	0,16	0,48
	O	D = 1,09	—	80	33,0	29,0	30,0	8,0	—	—
	O	D = 1,14	—	380	57,0	21,0	17,0	5,0	—	—

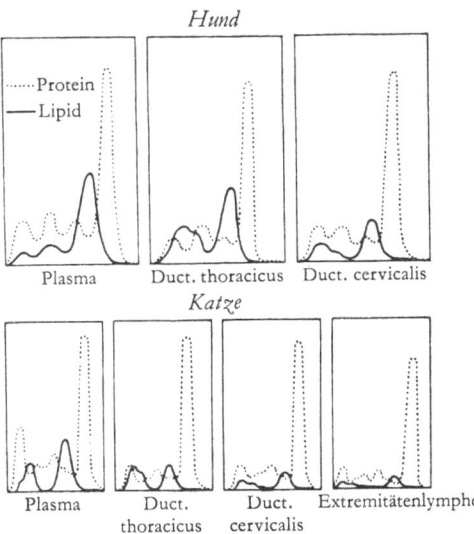

Abb. 1 Elektrophoretische Trennung (Filterpapier) der Proteine und Lipoproteide in Plasma und Lymphe bei Hund und Katze
(COURTICE und MORRIS [85])

Chylomikronen sichtbar [145–147]. Unterschiedliche Wanderungsgeschwindigkeit zwischen Chylomikronen der Lymphe und des Blutstroms machen es wahrscheinlich, daß sie ihren Eiweißfilm zumindest teilweise erst nach Austritt aus dem Lymphstrom im Blutstrom erhalten.

Das Lipoproteidsystem

Eine Reihe von Bestimmungsmethoden gestatten es uns, die Verteilung des Blutfetts auf verschiedene Fraktionen zu ermitteln. Wir können durch Fraktionierung, Ultra-Zentrifugierung und Elektrophorese eine Unterteilung vornehmen, die auf voneinander abweichenden, physikalisch-chemischen Eigenschaften beruht. Eine Umwandlung der einzelnen Fraktionen in eine andere ist im Blut nur sehr begrenzt möglich, so innerhalb der Beta-Lipoproteide von sehr niederen zu höheren spez. Gewichten [77, 148, 149]. Wechselbeziehungen bestehen zwischen Chylomikronen und Alpha-Lipoproteiden. Nicht beobachtet ist die Umwandlung der auch immuno-chemisch verschieden reagierenden Beta- zu Alpha-Lipoproteiden [148, 150, 151].
Wir unterteilen in drei Hauptgruppen: Chylomikronen, Alpha- und Beta-Lipoproteide, dürfen aber annehmen, daß diese Fraktionierung z. T. methodisch bedingt ist. So vermutet GOFMAN, daß ein ganzes Spektrum von Lipoproteiden existiere, deren variable Stabilität die Untersuchungstechnik erschwere.

spezifisches Gewicht	Ultrazentrifuge		Cohn-Fraktion Methode X	Elektrophorese		Lipoproteid gruppierung im menschlichen Blutplasma	N-endständige Aminosäurereste
	Gofmann, S_f^0	Lewis, $-S$		Filterpapier	Stärke		
Lipoproteide niedrige Dichte (< 1,063 g/ml)							
Chylomikronen 0,940–0,980	400–40 000	> 70	I + II	Startbereich + „Schleppe"	α_2-Globulin		Threonin-Serin
Lipoproteide sehr niedr. Dichte 0,980–1,006	20–400		I + II	β	β_1-Globuline		
1,006–1,019	12–20	40–70	I + III	β	β_1-Globuline		
L. P. niedr. Dichte 1,019–1,063	0–12	25–40	III	β	β_1-Globuline		
Lipoproteide hohe Dichte (> 1,063 g/ml)							
1,063–1,125	HDL$_2$	20–25	IV + V	Album./α_1	α_1-Globulin		Glutaminsäure
1,125–1,210	HDL$_2$	1–10	IV + V	Album./α_1	α_1-Globulin	Lipoproteide hohe Dichte	Asparaginsäure
> 1,210	Bodensatz: unveresterte Fettsäuren + restliche Serumproteine		V	Albumin + restliche Globuline			

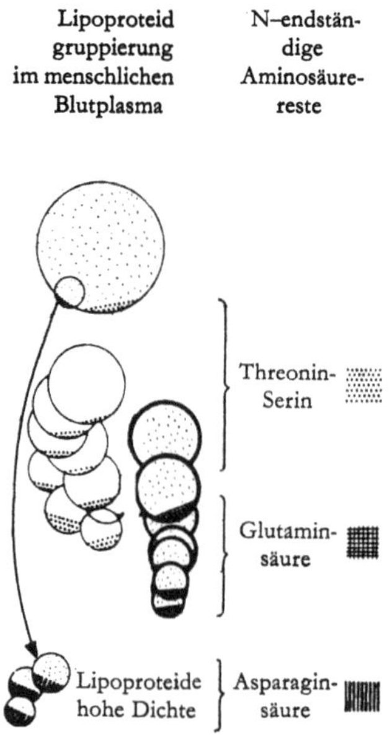

Abb. 2 Vergleich verschiedener Trennmethoden der Lipoproteidfraktionierungen nach Pezold [77] mit schematischer Darstellung der Lipoproteidgruppierung im menschlichen Blutplasma nach Fredrickson [86]

Tab. 3 Physikalische Eigenschaften der Lipoproteide

α = Lipoproteide

spez. Gew. [g/ml]	Gestalt	Maße	Molekulargewicht	Autor
1,14	Ellipsoid	300 × 50 Å	200 000	Oncley, 1947 [175]
1,09	Sphäroid		365 000–435 000	Shore, 1957 [176]
1,14	Sphäroid		165 000–195 000	Shore, 1957 [176]
1,2–1,063		150 Å SD ± 25 Å		Hayes, 1958 [174]

β = Lipoproteide

	Ellipsoid		2,77–3,08	
< 1,007	Ellipsoid (?)	320–800 Å	1,3 Mill.	Bjorklund, 1956 [173]
1,007–1,063	Sphäroid	350 Å SD ± 25 Å	bis 2,1 Mill.	Hayes, 1958 [174]
1,03			1,3–3,2 Mill.	Oncley, 1947 [175]

Funktion der Lipoproteide

Die größte metabolische Bedeutung haben die Beta-Lipoproteide als wesentliches Agens für den Austausch von Lipoiden zwischen Blut und Gewebe (Literatur s. [77]). So transportieren sie im Nativserum 75% des Blutfetts [19], zwei Drittel des Cholesterins, Karotin, Vitamin A und E, Oestrogene und andere Steroidhormone. Pathologische Abweichungen der Lipoproteidverteilung im Serum spielen sich vorwiegend bei den Beta-Lipoproteiden ab, die das wesentliche Agens für den Austausch von Lipoiden auf ihrem Weg zwischen Blut und Gewebe sind.

Die Alpha-Lipoproteide scheinen für den Transport und Stoffwechsel der Fettsäuren eingesetzt zu sein, zeigen eine relative Konstanz der Konzentrationen im Blutplasma. Abweichungen davon im Wachstumsalter und bei jungen Frauen lassen noch unerkannte Bedeutungen vermuten [77].

Die Chylomikronen zeigen die größte Abhängigkeit von der Nahrungszufuhr, so erscheinen etwa 60% des aufgenommenen Fetts vorübergehend im Blut in Chylomikronenform. Im Nüchternzustand sind Chylomikronen nur bei pathologischer Hyperlipämie vorhanden.

Auch freie Fettsäuren finden sich im Blutplasma, werden aber kurzfristig von den Albuminen gebunden. Im Bedarfsfall sind sie eine wichtige Quelle für zelluläre Energie und decken z. B. nach 16 Stunden Fasten mehr als 50% des Gesamtenergiebedarfs [2].

Tab. 4 *Blutfettwerte von Normalpersonen*
aus Zusammenstellungen von EGGSTEIN [6] *und* PEZOLD [77]

Autor	Gesamtfett	Neutralfett	Gesamt-Fettsrn.	Cholesterin ges. frei Ester	Phosphatide	Lipid-Phosphor	n
PAGE, I. H. [144], 1935	735 ± 216	225 ± 137	—	232 ± 62 82 ± 17 —	181 ± 71		66
BOYD, E. [142], 1933	530 ± 74	142 ± 60	316 ± 85	152 ± 24 46 ± 8 106 ± 25	165 ± 26	6,6 ± 1,1	118
FROEHLICH, A. L. [101], 1951	600 ± 66	132 ± 31	352 ± 45	194 ± 12 58 ± 6 136 ± 9	200 ± 26	—	50
MAN, E. B. [102], 1956	—	91 ± 44	354 ± 100	194 ± 35,6 — —	230 ± 35	9,2 ± 1,4	—
BÖHLE, E. [143], 1958	809	324		205 79 —	190	7,6	60
THANNHAUSER, S. J. [103], 1958	400 — 1000	0 — 400	190 — 600	150 — 260 30 — 35 70 — 75% von Ges.-Chol.	150 — 250	6 — 10	—
LEUPOLD, F. [141], 1958	821 ± 106	300 ± 82	—	205 ± 29 70 ± 11 135 ± 24	208 ± 52	8,3 ± 2,08	47

Autor							
Eggstein [6] Normalpersonen 20–35 Jahre	542	121 ± 57,9	321 ± 29	178 ± 25,8	178 ± 22,5	7,13 ± 0,9	62
40–70 Jahre	641	118 ± 30	371 ± 30,4	74 ± 3,2% / — / 210 ± 28 / 71,5 ± 5,6%	252 ± 25	101 ± 0,99	15
Bloor [93], 1916		—	300 — 430	190 — 310 / — / —	200 — 260		
White [94], 1949		142 ± 60	316 ± 85	152 ± 24 / 46 ± 8 / 106 ± 25	165 ± 28		
West [95], 1951		150 — 250	200	150 — 193 / 60 — 79 / 90 — 114	135 — 170		
Hinsberg [96], 1933		—	300 — 400	219 / 57,5 / —	—		
Schettler [97], 1955		0 — 200	220 — 310	160 — 260 / 40 — 65 / (60—75% des Ges.-Chol.)	150 — 260		
Leuthardt [98], 1957		0 — 150	200 — 450	150 — 260 / 40 — 70	150 — 250		
Schulze [99], 1958	678,5 ± 180,2	160,9 ± 65,4	—	28,5 ± 13,0 / 152,9 ± 100,2	222,7 ± 112,5		

Tab. 5 *Papierelektrophoretische Verteilung der Lipoproteidfraktionen bei Normalpersonen*
Zusammenstellung nach PEZOLD [77]

Autoren	Alpha-Lipoproteide schnelle Fraktion »Albumin-α_1«-Gruppe	Beta-Lipoproteide		
		(α_2-) Beta-Lipoproteide	langsame Fraktion Beta-Lipoproteidrest	Startpunkt-lipide Lipoproteidrest »Gamma-Lipoproteide, Gamma-Rest, Fettrest-Schleppe«

Lipoproteidlokalisation im Bereich der Proteinfraktionen

Autoren	Alb.-α_2-Globulin	α_2-	Beta-	Gamma-Globulin
Dangerfield und Smith [116]	17,0	6,0	56,0	21,0
Benhamou et al. [118]	36,85	9,19	42,31	11,64
Swahn [119]	25–30	50–60		10–20
Antonini et al. [120]	39,5 ± 3,36	50,4 ± 3,02		9,7 ± 2,31
Schmid et al. [121]	10–25	40–50		30–40
Gross und Weicker [122]	20,2	48,2		31,6
Raynaud et al. [123]	28 ± 2	45		25
Klein und Franken [124]	20 ± 4,2	49 ± 10,5		31 ± 11,6
Bansi [125]	22,3	41,2		36,5
Geinitz und Schild [126]	23 (I)	52 (II)		25 (III)
Weicker [127]	20 ± 5,0		50 ± 10,0	25 ± 10
Böhle et al. [128]	(Fraktion A) 22,9	(Fraktion B) 51,8		(Fraktion C) 25,3
Berg et al. [129]	19,97 ± 7,06	45,4 ± 7,17		34,63 ± 7,12
Fasoli [130]	25–40	60–75		
Nikkilä [131]	24,0	64,0		
Nys [132]	23,8 ± 4,6	5,7 ± 3,6	70,3 ± 3,6	
Lorenzini [133]	28,87	71,13		
	(Albumine)	(Globuline)		
Voigt und Schrader [134]	30,6	69,4		
Kroetz und Fischer [135]	25–30	60 (♂ 62,5)[1] (♀ 57,0)		
Rosenberg et al. [136]	29,7	70,3 ± 6,1		
Kühn [137]	30,0	70,0		
Chapin [138]	27 (17–43)	73 (57–84)		
Schmidt und Zerlett [139]	30 (I)			70 (II + III)
Fischer [140] ♀ 18–34 J.	—	49,0 ± 6,5 (s)		
♂ 18–34 J.		64,0 ± 7,0 (s)		

[1] Rest in Albumin und α_2-Globulin.

In den Tabellen wurden sogenannte Normalwerte aufgeführt, die die angegebenen Autoren an ihrem Untersuchungskollektiv fanden hinsichtlich der üblichen laborklinisch bestimmten Laborfettwerte und der papierelektrophoretisch ermittelten Lipoidverteilung ohne Alters- und Geschlechtsdifferenzierung.

Blutfettwerte und Fettresorption

Im Nüchternserum sind etwa 50 maqu Fettsäuren vorhanden (davon 10 in Form von Triglyzeriden) [77].

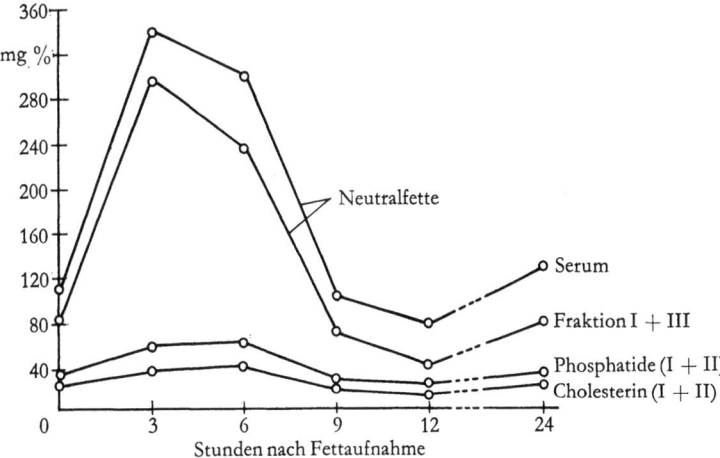

Abb. 3 Lipoproteidfraktion (D 1,019 g/ml) nach oraler Fettzufuhr bei einem erwachsenen Menschen
(nach HAVEL [100])

Durch einmalige alimentäre Zufuhr größerer Fettmengen werden die Gesamtfettsäuren im Blut zugunsten der der Tryglyzeride vorübergehend wesentlich vermehrt (s. Abb. 4, S. 16/17).
Außerdem kommt es offenbar zu charakteristischen Veränderungen des Gesamt-Blutfettsäurespektrums im Blut in Abhängigkeit von der Art des Nahrungsfetts. Im allgemeinen steigen diejenigen Fettsäuren im Blut besonders stark an, die mit der Nahrung in großer Menge zugeführt wurden. So sieht man nach Butter eine starke Zunahme von Palmitinsäure, nach Olivenöl von Ölsäure, nach Maisöl und Ölkonzentrat von Linolsäure, nach Rapsöl von Erukasäure, nach Leinöl von Linolensäure, nach Kokosfett von Myristin- und Laurinsäure [9].
Für Ölsäure wurde eine liniäre Abhängigkeit zwischen Zufuhr und Serumanstieg festgestellt, doch ist eine derartige Proportionalität nicht für jedes Fett nachgewiesen. Auffallend ist das Verhalten der Linolsäure, die im Serum auch dann ansteigt, wenn polyensäurearme Neutralfette zugeführt wurden [89]. Dafür wäre erklärend die Einschleusung linolsäurehaltiger Verbindungen aus körpereigenen Quellen während der Resorption.

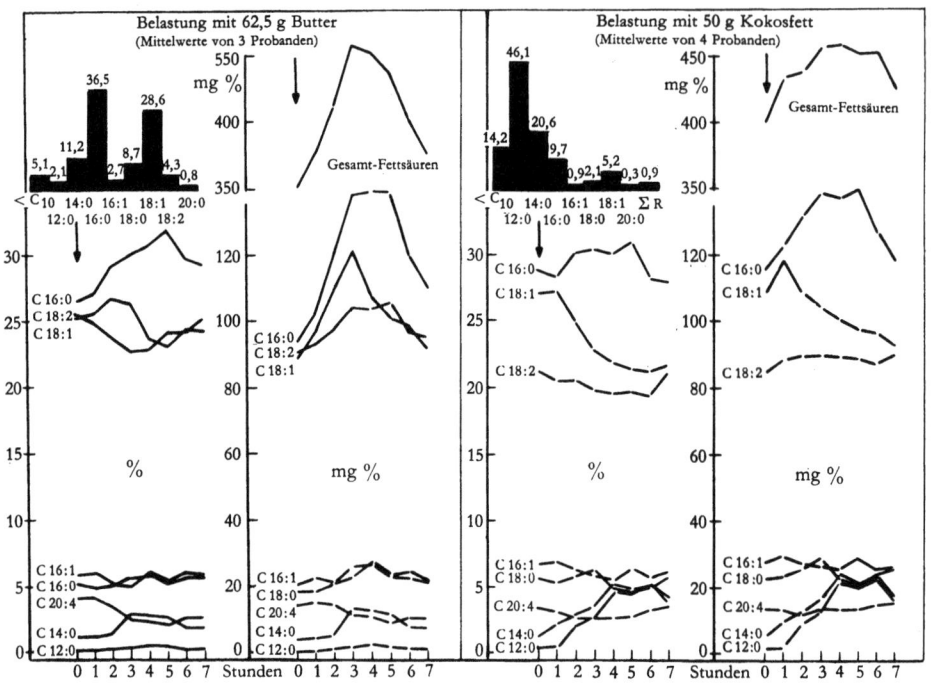
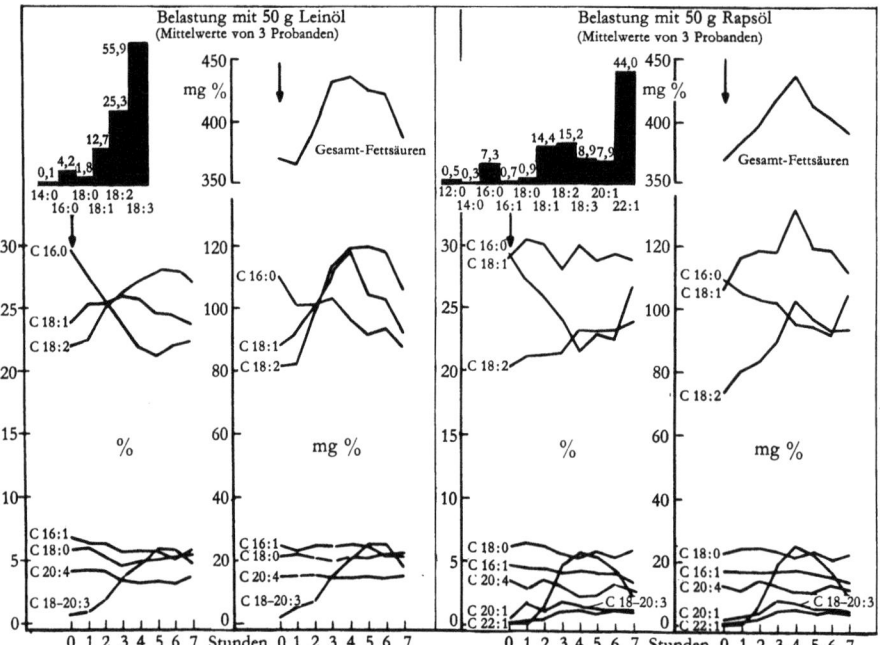

Abb. 4 Die Veränderungen verschiedener Fettsäuren des Blutes mit unterschiedlichen Nahrungsfetten (BÖHLE [9])

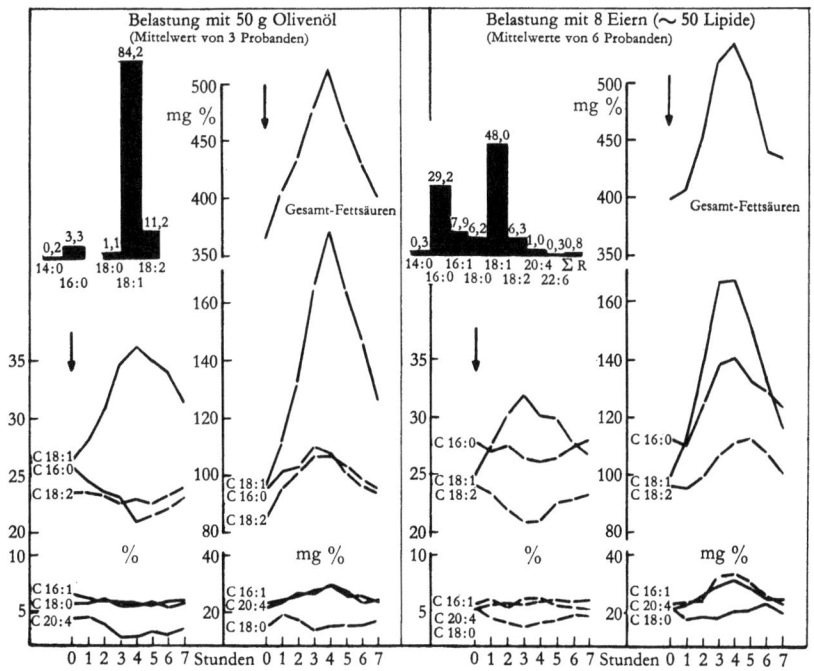
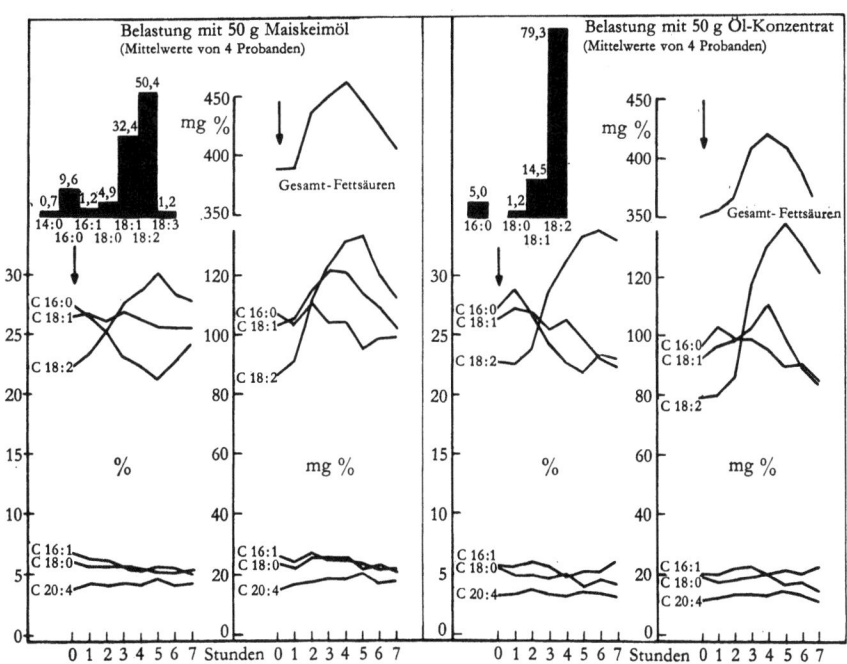

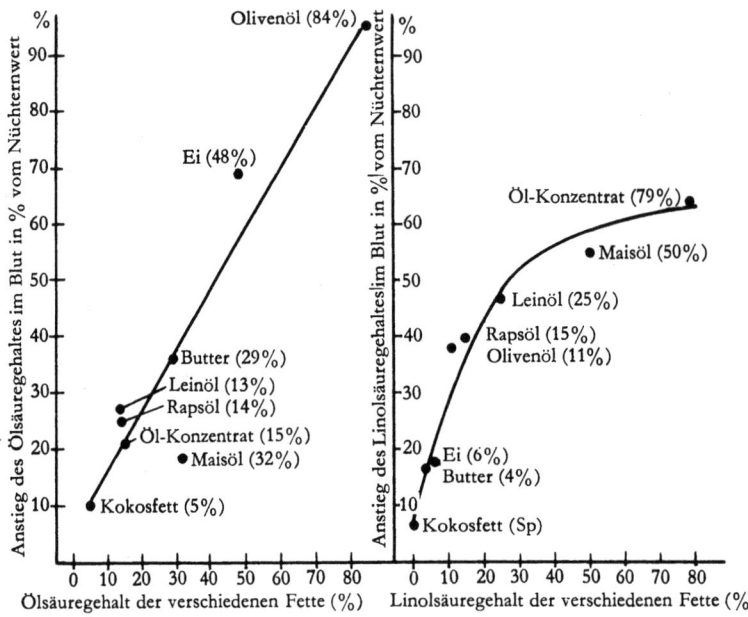

Abb. 5 Öl- bzw. Linolsäureanstieg im Blut (in % vom Nüchternwert) in Abhängigkeit vom Öl- bzw. Linolsäuregehalt des verabfolgten Nahrungsfetts
(nach BÖHLE [9])

Polyensäurereiche Fette erzeugen einen geringeren Blutfettsäureanstieg als polyensäurearme. So sinkt der Palmitinsäurespiegel nach Gabe von Linolsäure im Blut ab, auch wenn 5–10% Palmitinsäure im Nahrungsfett enthalten waren [9].
Deutlich werden derartige Veränderungen nach langfristiger Darreichung von linolsäurereichen Fetten, bei denen die Austauschvorgänge im Lipoidpool bereits nach Art der Nahrungsfettzusammensetzung Änderungen erreichten. (Abb. 6 u. 7) Die Halbwertszeiten der einzelnen Blutfett-Fraktionen und des Depot-Fetts charakterisieren deren Beteiligung an den Stoffwechselvorgängen.
Derart wird das Fettsäurespektrum im Plasma durch rasches Wiedereinregulieren des Gleichgewichts zwischen den im Plasma strömenden Lipoiden und dem großen Lipoidpool der Fettgewebe konstant gehalten. Nach LINDGREEN [88] gelangen täglich etwa 100 g Lipoproteide über den Ductus thoracicus in den Kreislauf. Für den innigen Zusammenhang zwischen qualitativer Nahrungsfettaufnahme und Chylomikronenbildung spricht das Parallelgehen von Chylomikronenzahl und Impulsintensität nach Gabe von markierten Fetten [92].
Die Lipoide haben im Blut ein Zwei-Phasen-System: die eiweißgebundene, wasserlösliche Phase (Lipoproteide) und die teilchenförmige, wasserunlösliche Neutralphase (Chylomikronen). Werden die lösungsvermittelnden Träger-Proteide kapazitiv überfordert, so tritt das Fett chemisch-physikalisch in Erscheinung. Das Limit liegt bei 20 maqu Neutralfettgehalt pro Liter [90]. Darüber hinaus kommt es zur Trübung, die AHRENS [91] abhängig vom Verhältnis der Gesamt-Phosphatide zu den Gesamt-Lipoiden sieht.

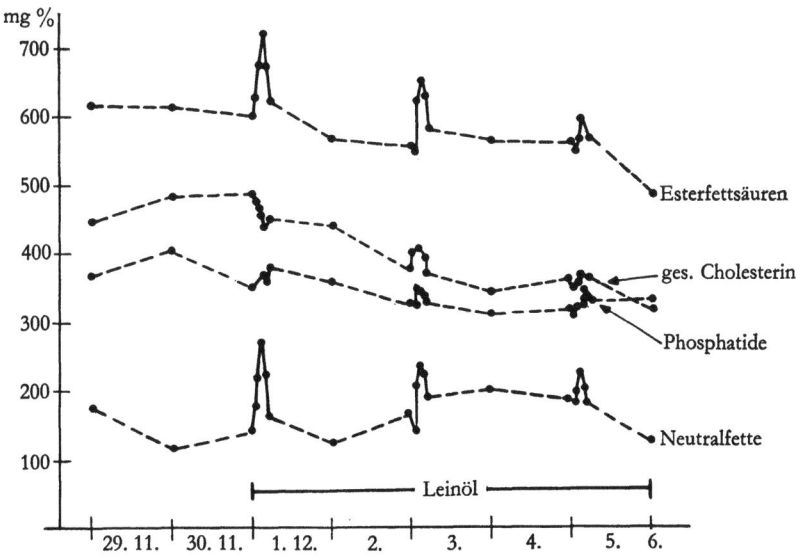

Abb. 6 Blutfettveränderungen unter fünfmaliger Leinölzufuhr
Alimentäre Lipämie jeden zweiten Tag verfolgt.
Cholesterin und Phosphatide im Nüchternserum liegen nach 5 Tagen Leinöl
deutlich unter den Werten der Vorperiode
(EGGSTEIN [22])

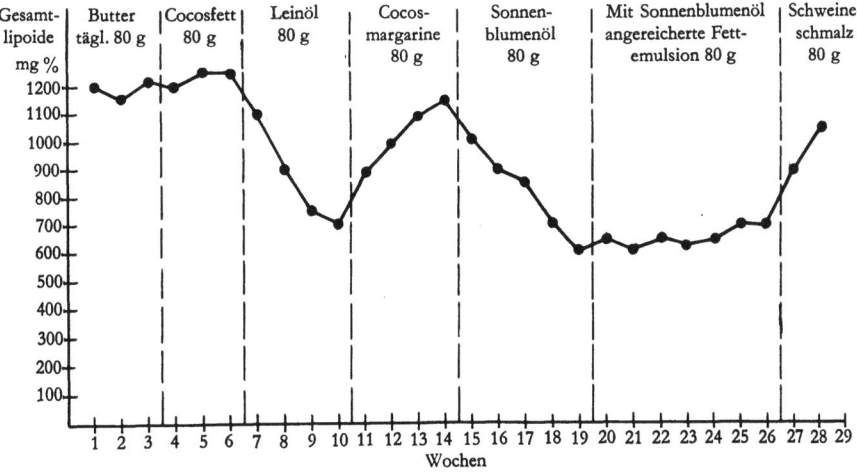

Abb. 7 Gesamtlipoide im Serum nach Verabreichung verschiedener Fette und Öle
(nach SCHETTLER [14])

Tab. 6

Fettfraktion	Indikator	HWZ	Autor
Chylomikronen (Hund) (Ratte)	C^{14}-palmitat mark. Lymphe	15–24 min	HAVEL [159] FRENCH [160] MORRIS [161] BRAGDON [162]
(Ratte)	C^{14}-palmitat mark. Chylomikronen	sehr kurz	
Lipoidanteil der Lipoproteide	P^{32}-markierte Phosphatidkomponente oder markiertes Cholesterin	sehr kurz (Gleichgewichte nach wenigen Std.)	KUNKEL [157] HAGERMANN [158]
Unveresterte Fettsäuren	C^{14}-Palmitat-markierter Albuminkomplex	2 min	PEZOLD [77]
Eiweißanteile der Lipoproteide (Kaninchen)	1-C^{14}-Alanin	schneller als übrige Plasmaproteine	AVIGAN [156]
β_1-Lipoproteide (Eiweißanteil)	S^{35}-Cystin	4–5 d (3–7 d)	VOLWILER [154] EDER [155]
β-Lipoproteide (Eiweißanteil)		3 d	
S_f 3–8 Klasse	J^{131}-Serumproteine	ca. 3 d	GITLIN [153]
S_f 15–400 Klasse	J^{131}-Serumproteine	< 3 d	GITLIN [153]

Die Hyperlipämie

Wir unterscheiden verschiedene Formen von Fett-Trübung des Serums, so die nach Nahrungsaufnahme auftretende Verdauungs-Hyperlipämie und die durch Einschmelzen von Depot-Fett im Hungerzustand entstehende Mobilisierungs-Hyperlipämie. Kommt es zur abnorm langen Verweildauer (bei essentieller Hyperlipämie), so spricht man von Retentions-Hyperlipämie. Wir sehen also aus verschiedenen Gründen eine Überhöhung der Blutfettwerte: nach Nahrungsaufnahme, im Hungerzustand, bei Acidose und bei verzögertem Abtransport des Fetts im Serum [19].

Der normale Verlauf der Blutfettkurve, z. B. der der Neutralfette, zeigt nach einer einstündigen Anlieferungsphase Anstieg und Maximum über 2–4 Stunden und dann den Abfall mit Erreichen der Ausgangswerte nach insgesamt 6–8 Stunden. Zur Beobachtung dieses Verlaufs werden bereits von BÜRGER, HIRSCH u. a. die Blutfettwerte nach einem Ölfrühstück bestimmt. Die erweiterte Kenntnis über die Fett-Verdauung, -Resorption und -Stoffwechselverwertung ließ ermessen, wie wichtig die Voraussetzung von Standardbedingungen für die Beurteilung der

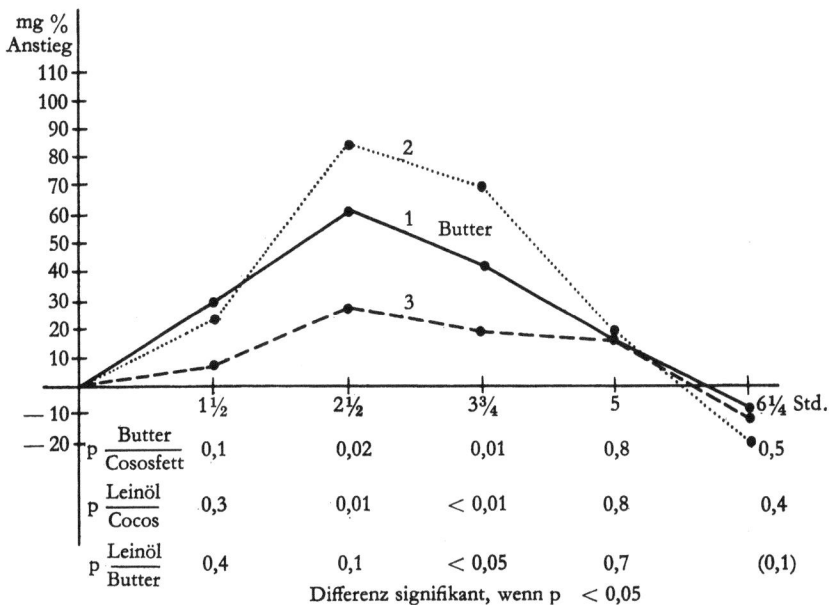

Abb. 8 Alimentäre Lipämie (Ester-Fettsäuren-Anstieg) bei jugendlichen Normalpersonen (n = 12) nach verschiedenen »Gebrauchsfetten«
(nach Eggstein [6])

Blutfettkurve ist. Da das Fettsäuremuster des Nahrungsfetts sich entscheidend auf die Blutlipoide auswirkt [22], ist eine der Voraussetzungen die vergleichbare Testnahrung.

Der Klärfaktor

Der Abtransport der Blutfette ist von der Wirkung eines Faktors abhängig, der als Klärfaktor bezeichnet wird. Seit der ersten Beobachtung 1943 von Hahn, daß Heparin in vivo die Blutfettklärung beschleunigt, ist man dem Wesen dieses Klärfaktors durch viele Untersuchungen näher gekommen. Wahrscheinlich handelt es sich um ein Enzymsystem, das speziell auf Triglyzeride der Chylomikronen oder »leichten« Lipoproteide eingestellt ist. Nach Engelberg [87] ist es ein Gewebsenzym, das ins Blut eingeschwemmt und dort wirksam wird. Die Zahl der klärfaktorbildenden Gewebe ist beträchtlich (Fettgewebe, Herzmuskel, Pylorusmuskel, Lunge, Arterienwände u. a.) [10]. Chemisch handelt es sich um keine einheitliche Verbindung. Gerinnungsphysiologisch wirken ein Gemisch aus Mucosasachariden verschiedener Sulfurierungs- und Polymerisationsgrade (mittleres Molekulargewicht ca. 16000) klärend [78]. Dabei ist dieser Kläreffekt unabhängig von einer gerinnungshemmenden Komponente. Das aktivierte Enzymsystem kann durch einen Inhibitor blockiert werden. So z. B. inaktiviert gesunde Leber die Lipoproteidlipase [19].

Es wird angenommen, daß der Klärfaktor in inaktiver Form in Geweben vorliegt und durch Heparin oder Heparinoide (z. B. aus den Mastzellen, siehe deren Anreicherung in den Gefäßwänden in der Umgebung atheromatöser Herde) aktiviert wird. Interessant ist die unterschiedliche Klärfaktoraktivität verschiedener Tierspezies (z. B. gering bei Kaninchen, hoch bei Ratten), oft auch geschlechtsunterschiedlich. ZÖLLNER [10] sieht in der Lipämieklärung einen physikalischen Vorgang, der das Neutralfett durch feinere Verteilung dem Enzymangriff besser zugängig macht.

Die Lipämieklärung

Die in-vivo bereits eingeleitete Klärreaktion läuft nach Blutentnahme in-vitro weiter. Die Abnahme der Dichte geht linear über 10–15 (15–30) min. Unter Heparin wird nach Gabe von markierten Fetten vermehrt radioaktives Kohlendioxyd gebildet, die Ablagerung der Fette in den Organen geht rascher vorwärts (daher unter Heparin wesentlich geringere Kaninchenatheromatose, obgleich der Cholesterinspiegel unverändert bleibt) [10]. Die Spaltung der Triglyzeride in der Zeiteinheit ist abhängig von der Höhe des Neutralfettwertes vor der Heparininjektion. Die in-vitro-Hydrolyse wird wahrscheinlich durch die Post-Heparin-Lipoproteid-Lipase beschleunigt. Der Abbau essentieller Fettsäuren gegenüber den gesättigten ist bevorzugt, wie sich aus der Zufuhr emulgierter Keimöle mit deutlicher Vermehrung der freien Fettsäuren im Blut gegenüber den Verhältnissen nach gesättigten Nahrungsfetten schließen läßt [8].

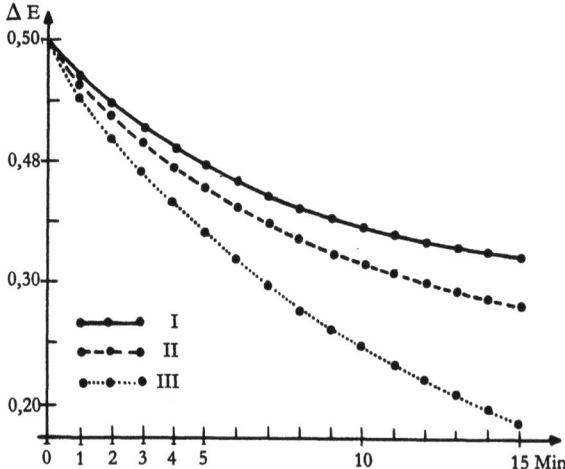

Abb. 9 Oxalat-Plasma einer nüchternen Normalperson, 10 min nach 1 ml Liquemin i. v. entnommen + 1,5 ml Phosphat-Puffer (1/15 m P_h 7,4) + 0,1 ml 2%iger Fettemulsion, Extinktionsabfall (580 mµ) kontrolliert über 15 min
In-vitro Klärung von Cocosöl- (I) und Baumwollsamenöl-Emulsionen (II und III) (nach SCHOEN [8])

Tab. 7 Aktivitätsverteilung auf Hühnerorgane nach intra-kardialer Gabe von Br^{82}-markiertem Latex 17/146–1 (entgast) in Prozent der gegebenen Gesamtaktivität

Lfd. Nr.	1	2	3	4	5	6
Lebensdauer n. Applikat.	24^h	24^h	72^h	72^h	120^h	120^h
Leber	17,3	15,3	30,01	37,43	20,64	25,6
Galle	0,095	0,014	0,0013	0,015	0,049	0,032
Darm (Gesamt)	0,877	0,468	0,166	0,701	0,85	0,608
Herz	0,276	0,182	0,162	0,18	0,16	0,144
Aorta	—	0,0029	0,0073	0,0139	0,002	0,0076
Niere	0,255	0,399	0,469	0,717	0,362	0,583
Blut	12,71	9,6	10,8	15,32	15,98	8,18

Die Chylomikronen und Beta-Lipoproteide werden wahrscheinlich fermentativ katalysiert. Die Chylomikronen zeigen während der Klärphase Tendenz zur Zusammenballung als Ausdruck veränderter Oberflächenspannung [165], Durchmesser und Zahl nehmen ab [166–169], Fettsäuren und Glyzeride werden in Freiheit gesetzt. Die lipolytische Aktivität ist individuell verschieden und möglicherweise auch von der Art der aufgenommenen Fettsäuren abhängig [77]. Die Klärung eines lipämischen Serums geht proportional voraus dem Freiwerden der Fettsäuren. Die Reaktion wird von den Albuminen in Gang gehalten, die die Fettsäuren bei Anwesenheit von Calcium-Ionen entfernen. Albumine bilden Fettsäurekomplexe im molekularen Verhältnis 1 : 3 oder 1 : 4 [77]. Ein Albuminmolekül kann zwei Fettsäuren sehr fest, fünf Fettsäuren mäßig fest und etwa 20 Fettsäuren mäßig binden [2]. Die Aufnahmekapazität ist vom P_h der Lösung abhängig. Bei Erschöpfung der Kapazität kommt die Klärreaktion zum Stillstand. Globuline können die Aufgabe des Serumalbumins nicht übernehmen. Beta-Lipoproteide treten lediglich als Vehikel in Erscheinung mit einer geschätzten Transportkapazität von ca. einem Drittel der des Albumins. Fettsäuren bewirken in den Beta-Lipoproteiden eine Änderung der elektrischen Ladung und elektrophoretischen Wanderungsbeschleunigung (deshalb finden sich auf dem Höhepunkt der Klärreaktion Beta-Lipoproteide, bis im Bereich der Alpha-2-Globuline und sogar Alpha-Lipoproteide vor den Albuminen) [77].
Die freiwerdenden Fettsäuren stellen kalorisch das Doppelte der zellulären Glukoseversorgung dar, werden in der Zelle abgebaut oder zur Synthese verwertet [19].
Die semipermeablen Kapillarmembranen haben Poren, durch die Lipoide und Lipoproteide, in geringerem Maß auch Chylomikronen (Durchmesser 0,5–1,0 μ) abwandern. Regionäre Unterschiede der Durchmesser und Lücken in den Kapillaren erklären das verschiedene Abwandern (Leberlymphe praktisch sowiel Lipoproteide wie Blut, Beinlymphe z. B. 30% des Blutes beim Tier) [8]. Unveresterte Fettsäuren passieren die Kapillarmembran rasch. Chylomikronen verschwinden

auch dann, wenn die Lipoproteidlipase durch Protamin inhibiert ist. Mehr als 90% der Chylomikronen verschwinden exponentiell, d. h., der Abfall ist von der Menge vorhandener Chylomikronen abhängig [2].

Die Grenzflächeneigenschaften des Endothels werden besonders durch das hydrophobe Cholesterin und die hydrophilen Phosphatide beeinflußt und gesteuert. Insulin verbessert die Fettklärung. Stimulierung des Klärsystems durch »essentielle« Phosphatide.

Phospholipoide und unverestertes Cholesterin der Lipoproteide werden zwischen Serum und intestitiellem Raum relativ rasch ausgetauscht, Neutralfett und Cholesterinmoleküle wesentlich langsamer.

Die intravenöse Fettzufuhr

Aus aktueller klinischer Indikation zur parenteralen Ernährung wurde das Verlangen nach intravenöser Fettzufuhr gestellt. Ein wesentlicher Grund war die erforderliche kalorische Versorgung unter Umgehung des Magen-Darmtrakts, die allein mit Kohlehydrat-, Aminosäuren- und Alkoholzufuhr nicht möglich war. So wurde Erfahrung gesammelt, die zur Entwicklung handelsüblicher intravenös applizierbarer Fettemulsionen führten. Man lernte wesentliche Gesichtspunkte hinsichtlich des Emulgators, des Emulsionsgrades, des zu applizierenden Nahrungsfetts und seiner Konzentration beachten [22, 25].

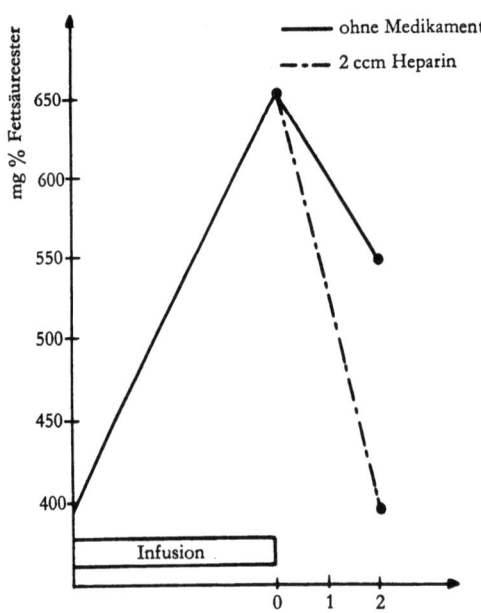

Abb. 10 Wirkung von Heparin auf die Dauer der Hyperlipämie nach Fettinfusion (nach SCHOEN [8])

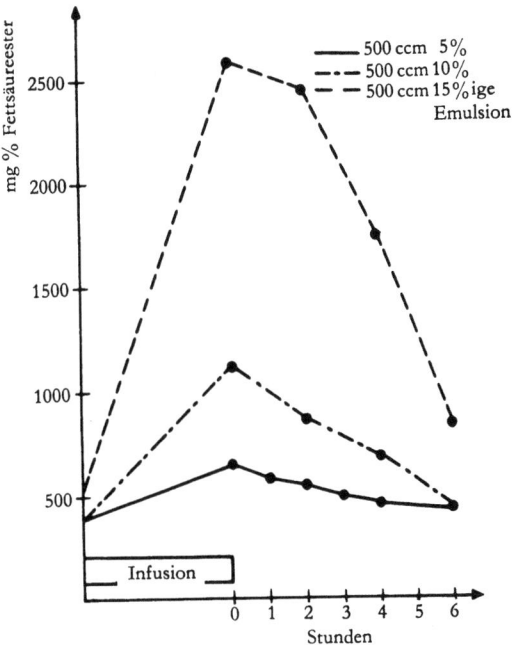

Abb. 11 Abhängigkeit der Hyperlipämie von der Konzentration der Fettinfusion (nach SCHOEN [8])

Wenn auch bereits vor 40 Jahren Versuche zur Fettinfusion unternommen wurden, waren erst 1943 praktisch brauchbare Emulsionen entwickelt. Mit der breiteren klinischen Erfahrung konnten die z. T. erheblichen Nebenwirkungen allmählich beträchtlich reduziert werden.

Es empfehlen sich heute hochgereinigte Pflanzenöle mit viel Polyensäuren als besonders wertvolles Infusionsfett. Die Teilchengröße sollte 2 μ oder weniger betragen. Die Stabilität muß über längere Zeit gesichert sein. Als Emulgator verwendet man Phosphatide oder neutrale synthetische Emulgatoren, dazu einen Zucker, um die Isotonie des Wassers herzustellen. Bevorzugt werden 10%ige Konzentrationen an emulgiertem Fett, von denen 500 ccm in 3–4 Stunden einlaufen können, und insgesamt nicht mehr als 100 g Fett/die appliziert werden sollen [25, 49, 79].

Unterschiede in der Eliminierung derartig künstlicher Emulsionen gegenüber dem Chylus aus dem Blut bestehen im Prinzip nicht. Es werden die gleichen intravasalen enzymatischen Abbauwege durchschritten über die Bildung von freien Fettsäuren und Glyzerol [84]. Werden von zu hohen Emulgatorkonzentrationen oder künstlichen Emulgatoren dem Enzymangriff auf die Fett-Tröpfchen Schwierigkeiten bereitet, so verzögert sich die Klärreaktion, und es können sogar Lipoide aus dem Gewebe wieder in das Blut zurückgelangen. So werden synthetische Emulgatoren nicht vom Organismus abgebaut und ausgeschieden, was z. B. bei akuter oder chronischer Niereninsuffizienz auch nicht möglich wäre. Überhaupt verzögern

Evisceration und Nephrektomie das Blutclearing stets erheblich, während Lebercirrhose es beschleunigt.

Instabile Emulsionen oder auch Überschreiten der Abbaukapazität in der Zeiteinheit führen zu einer Überladung des RES. Andererseits verlängert die Blockade des RES bei sonst intaktem Organismus die Klärzeit nur unwesentlich.

Es ist verständlich, daß Mineralöle im Vergleich zu pflanzlichen Ölen sehr langsam aus dem Blut verschwinden [84].

Da der Abbau des infundierten Fetts im Blut die bekannte metabolische Kette beschreitet, erfolgt im Blutplasma auch eine Eiweißverbindung des Fetts. Derart bewirken langfristige parenterale Gaben in Serie eine allmähliche Abnahme des freien Serumalbumins ohne Veränderung der Gesamtalbuminwerte [79]. Die schließlich starke Vermehrung der Beta- und Gamma-Lipoproteide bei fast völligem Verschwinden der Alpha-Proteide und Albumin-Lipoproteide ist zunächst reversibel, später permanent.

Hilfsmaßnahmen sind in diesem Falle die Ausschüttung von Heparin durch einen wahrscheinlich starken Anreiz auf die basophilen Elemente des Blutes und der Gefäßwände. Auch läßt sich durch Heparininjektionen im Verlaufe der Fettinfusion die Hyperlipämie verringern, wofür sich nach der Erfahrung 10 000 E Heparin mit starker zusätzlicher Klärwirkung bewährt haben [10, 49]. Ein erheblicher Prozentsatz des infundierten Fetts wird unverändert im Fettgewebe und in der Leber deponiert, um allmählich einem Wandlungsprozeß zu Phosphatiden zu unterliegen.

Typisch ist wieder, daß die jeweilige Fettsäurenzusammensetzung im Blut den Klärverlauf bestimmt. Aber erst nach einer Vorbehandlungszeit über 4–6 Tage mit dem gleichen Fett entfallen die Vermischungen durch das Depotfett des Körpers, so daß dann Beobachtungen des Klärverlaufs verbindliche Rückschlüsse unter Zugrundelegung der Art des gegebenen Fetts zulassen.

Aus dem Gesagten ergeben sich für die Entwicklung von Testsubstanzen zu beachtende Gesichtspunkte hinsichtlich der Fettart, der Partikelgröße, der Konzentration, der Natur und Konzentration des Emulgators sowie über die zu applizierende Menge in der Zeiteinheit und die Gesamtmenge.

Für die Beurteilung der Kläraktivität bietet die intravenöse Applikation einer Testemulsion durch die Ausschaltung der Verdauungs- und Resorptionsfaktoren einige zu schätzende Vorteile gegenüber der oralen Applikation. Da sich nachweisen ließ, daß der intravasale Abbau der artifiziellen Emulsion die gleiche Stoffwechselleistung verlangt, ist die parenterale Testsubstanz unter der Voraussetzung möglichst physiologischer Emulsionslösungen hinsichtlich der Vergleichbarkeit der Ergebnisse vorzuziehen.

Pathologischer Klärverlauf

Abweichungen des normalen Kurvenverlaufs finden sich in ausgeprägtem Maße bei der essentiellen Hyperlipämie, bei familiärer Hypercholesterinämie, bei Diabetes mellitus, bei Nephrosen und beim Myxödem. Verzögerungen der Blutfett-

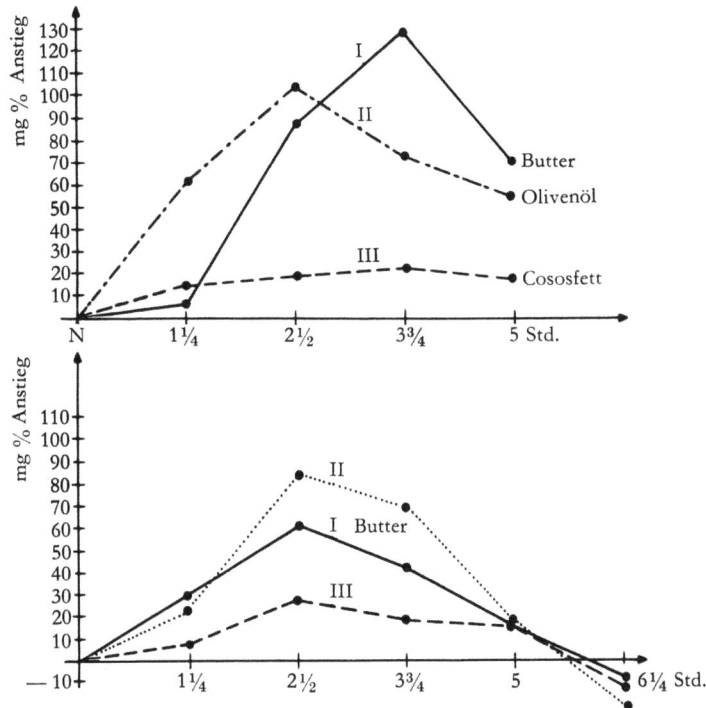

Abb. 12 Gegenüberstellung der alimentären Lipämie bei Arterioskerotikern (obere Bildhälfte) und jüngeren Normalpersonen (untere Bildhälfte)
(nach EGGSTEIN [6])

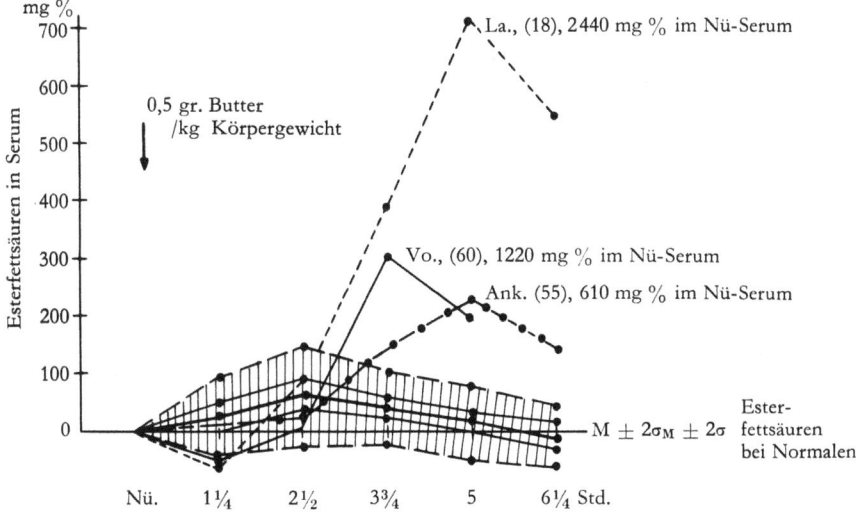

Abb. 13 Gegenüberstellung der alimentären Lipämie bei essentieller Hyperlipämie und jüngeren Normalpersonen (n = 12)
(nach EGGSTEIN [6])

klärung sehen wir aber auch in einem beachtlichen Prozentsatz bei Arteriosklerose [13] (insbesondere bei Coronarsklerose und Myocardinfarkt), auch bei Hypertonie. Völlige Klärunfähigkeit sieht man ausschließlich bei der essentiellen Hyperlipämie, während es sich bei den anderen Krankheitszuständen immer um eine Retentionshyperlipämie handelt. Bei älteren Menschen verläuft die Spontanklärung der alimentären Lipämie wie auch der Kläreffekt des Heparins wesentlich langsamer und unvollständiger als bei jüngeren [14, 77], auch beim Säugling gegenüber dem Erwachsenen verlängerte Klärung.
Andererseits werden bei chronischer Pankreatitis, Cholecystopathie und Lebercirrhose signifikant schnellere Klärreaktionen gefunden [22, 84].
Von Bedeutung ist für die Klärung die Schnelligkeit der Resorption und die qualitative Veränderung des Nahrungsfetts während der Resorption [8].
Ein Zusammenhang zwischen Klärung und Cholesteringehalt des Serums besteht nicht, wohl dagegen zwischen Klärung und Lipoproteidkonzentration.

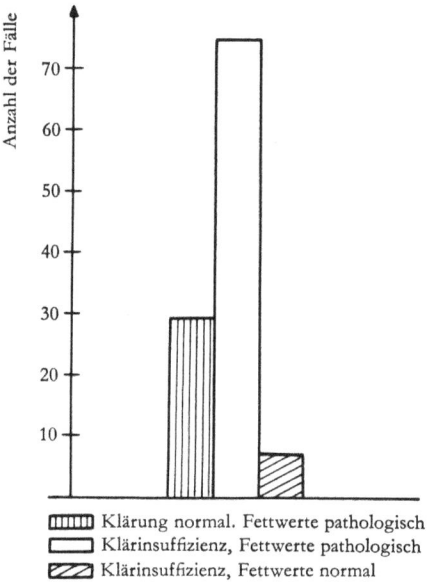

Abb. 14 Gegenüberstellung von Fettklärung und Serumfett- und Cholesteringehalt bei 111 Patienten
(nach Schoen [8])

Interessant ist eine Gegenüberstellung von Klärreaktion und Fettwerten, in der Schön [9] nachweist, daß pathologisch erhöhte Fettwerte und Klärinsuffizienz meist miteinander kombiniert sind.
Auch synthetische Netzmittel und natürliche Phosphatide rufen Hyperlipämien hervor. Für den Transportmechanismus des zugeführten Fetts ist dies offenbar ohne Bedeutung. Transportstörungen treten erst dann auf, wenn die applizierte Fettmenge gewisse Grenzen überschreitet (s. Abschnitt: Intravenöse Fettzufuhr) und sind dann durch hohe Alpha-2-Lipoproteidwerte gekennzeichnet [83].

Zum Klärtest

Nach WILKINSON sind Klärteste für die Beurteilung der diätetischen Einstellung von ihm erprobt und als brauchbar befunden worden. Es beeindruckt dabei die Erfassung der Fettklärkapazität und die Vermeidung von Überlastungsschäden bzw. der Retentionshyperlipämie. Andererseits erwächst mit der häufigen Durchführung für die Labordiagnostik ein Arbeitsaufwand, der für die Praxis zu groß ist. Der Einsatz von üblichen Nahrungsfetten allein, in Kombination miteinander und auch mit anderen Nahrungsmitteln, wurde in variabler Form praktiziert [14]. Dabei wird die Größenordnung der Belastung meist in Relation zum Körpergewicht der Versuchsperson gebracht. Nach SCHÖN [9] wurden Fettbelastungskurven erst dann reproduzierbar, als auf 12,5 g/m² Körperoberfläche reduziert wurde. Kleine Fettmengen hatten erstaunlich gute Reproduzierbarkeit der Ergebnisse. Hinsichtlich der Vermischung mit dem körpereigenen Fettpool wurde bereits auf die notwendige Vorbereitungsperiode mit dem zu untersuchenden Fett hingewiesen. Erst nach 4–6 Tagen haben die Austauschvorgänge zwischen Nahrungs- und Körperfett einen Gleichgewichtszustand erreicht [19].

Im Bestreben nach Vereinfachung des Arbeitsaufwandes erscheint der Einsatz von Fettemulsionen zum Klärtest, auch radio-markierter Testemulsionen, aussichtsreich. Die Messung der Radioaktivität im Serum nach Gabe von markierten Fettsubstanzen geht nicht dem Verlauf der Abnahme der optischen Dichte und der derart erfaßten Klärfaktoraktivität parallel. Darauf weist auch SCHÖN [9] hin, der nach STANLAY und THANNHAUSER [65] Fettbelastungen mit jod-markiertem Olivenöl zur Diagnostik und Therapiekontrolle des Fett-Transportes in größerem Maße durchführte.

Die Methodik wird von SCHÖN [9] und HAGEMANN [52] beschrieben, die die Begriffe Klärzahl (Fett-Gipfelaktivität/Aktivität 4 Std. nach Erreichen der Gipfelaktivität) und Abbauzahl (Gesamtaktivität der Plasmaprobe/höchste Fettgipfelaktivität) einführen. Wesentlich ist die Blockierung der Schilddrüse mit Lugolscher Lösung und der quantitative Bezug der Testmenge auf die Oberfläche der Versuchsperson. Gemessen werden die Radiojodwerte des Plasmas in zweistündigem Abstand und deren isolierte Fettjod [131]-Aktivität. Die Differenz entspricht dem anorganischen Jod, dessen Konzentration abhängig ist von der Fettnutzung und der realen Jodclearence.

Störend kann sich auf den Kurvenverlauf auswirken die Verspätung der Resorption durch formalingehärtete Kapseln wie auch zu große Mengen von intaktem Trägerfett.

Bei parenteraler Anwendung werden Schwankungen durch Resorptionszeit und -größe vermieden. Zeit, Menge und Qualität des ins Blut gelangenden Fetts sind exakt definiert. Über die für die Entwicklung von Testsubstanzen wesentlichen Kriterien wurde durch die parenterale Fetternährung (s. diesen Abschnitt) größere Erfahrung gesammelt. Vielleicht hier noch ein Hinweis auf die Nebenwirkungen hinsichtlich der Hämolyse durch Emulgatoren und Fettsäuren [81]. Die hämolytische Wirkung von Lysolecithin, Lysocephalin, Lysophosphatidsäure ist bekannt, auch die von höheren Fettsäuren. Maximale hämolytische Wirksamkeit zeigen unverzweigte gesättigte Fettsäuren. Offenbar ist ein bestimmtes optimales Verhältnis zwischen Grenzflächenaktivität und Wasserlöslichkeit für die hämolytische Wirksamkeit ausschlaggebend. Deshalb läßt sich auch durch Bindung der Lipoide an Bluteiweiß die Lipolyse abschwächen. Vergleichbare lipolytische Wirkung zeigen manche Emulgatoren durch Grenzflächenaktivität und Wasserlöslichkeit.

Synthetische Testemulsionen

Wir entwickelten eine synthetische Testemulsion zur Kontrolle des Kläreffekts, die einfach herzustellen, stabil und gut zu handhaben ist. In Zusammenarbeit mit dem Wissenschaftlichen Hauptlabor der Farbenfabriken Bayer, Leverkusen (Dr. BECKER, Dr. SCHELLENBERG), wurden mehrere synthetische fettlösliche Mischpolymerisate hergestellt. Es handelte sich um Kautschukmilchen, die zu unterschiedlichen Anteilen aus Metacrylsäure-Ester, Dodecylsäure-Ester und Butadien zusammengesetzt waren. Nach Verträglichkeitsprüfungen synthetischer Emulgatoren an Meerschweinchen wurden die Emulsionen im Tierversuch geprüft. Das Hauptaugenmerk wurde dabei auf Hämolyse und histologisch faßbare Leberveränderungen gerichtet.
Ein Polymerisat aus 70% Dodecylsäure-Ester, 10% Metacrylsäure-Ester und 20% Butadien, daß mit 20% Emulphor emulgiert war, erwies sich als optimal unter den Chargen. Die Teilchengröße der Emulsion lag um 0,1 µ.
Das Polymerisat wurde durch Substitution von Radiobrom [82] markiert.
Die Methode hat aus unserem Kreis WIENERT [170] in seiner Dissertation beschrieben. Das bei der Bromierung präzipitierte Polymerisat wurde durch Siebpassage entfernt, nicht substituiertes Brom^{82} durch Dialyse mittels Kollodium abgetrennt.

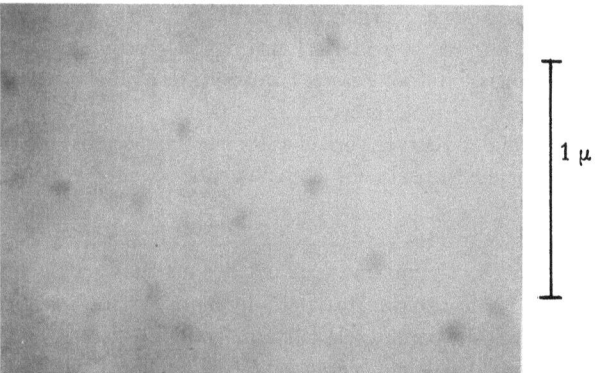

Lfd. Nr. 294/56 D   Vergröß. 30000

Abb. 15 Elektronenmikroskopische Darstellung der synthetischen Testemulsion

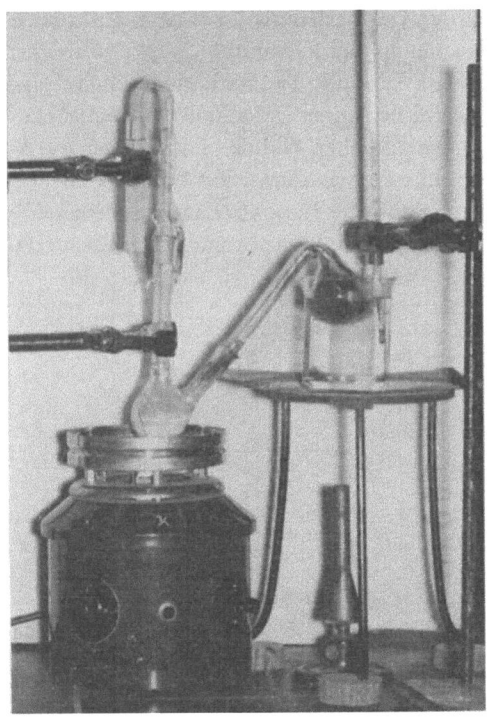

Abb. 16 Bromierung der Testemulsion mit Br^{82}

Tierexperiment

Die so bereitete Testemulsion wurde mit 0,1 g (Trockengewicht) und 3,5 µC Br^{82}/kg Huhn an junge und alte Hühner intracardial appliziert. Sämtliche alten Hühner hatten eine ausgeprägte Atherosklerose, wie die spätere Sektion nachwies.
Nach Applikation wurden in zweistündigem Abstand Serumproben über 12 Stunden entnommen und die Tiere nach Beendigung des Versuches im Chloroformrausch getötet.
Aus dem entbluteten Tier wurden die Organe: Leber, Galle, Darm, Herz, Aorta und Nieren entfernt und unter fließendem Wasser ausgewaschen (bei Darm und Aorta nach Aufschlitzen). Von jedem Organ wurde ein mit CO_2-Schnee eingefrorenes Substanzstück eingewogen und mit einem Homogenisator »Cera« homogenisiert (in 5 ccm 15%iger Natronlauge). Danach Überspülen in einen Meßzylinder mit 25 ccm Natronlauge, Stehenlassen über 12 Stunden und Aktivitätsmessung einer davon entnommenen volumetrisch abgeteilten Probe im Bohrlochkristall.

Die Blutproben wurden im Verhältnis 1 : 10 mit 3,8% Na.citric.-Lösung verdünnt. Für die Berechnung der Gesamtblutmenge wurden 10% des Körpergewichtes angenommen (Auskunft Tierärztl. Hochschule Hannover).
Korrektur der Meßwerte bezüglich Zeitabfall und Nulleffekt.
Serumproben der jungen und alten Hühner, entnommen ½, 3, 6 und 12 Stunden nach Testemulsionapplikation, wurden elektrophoretisch getrennt, die Lipoide mit Sudanschwarz angefärbt, die Extinktionswerte gemessen und das im Papierelektrophoresestreifen enthaltene Br^{82} autoradiographisch erfaßt.

Tab. 8 Schematische Darstellung des Lipämie-Klärungsvorganges
    (nach SCHULTZE [163])

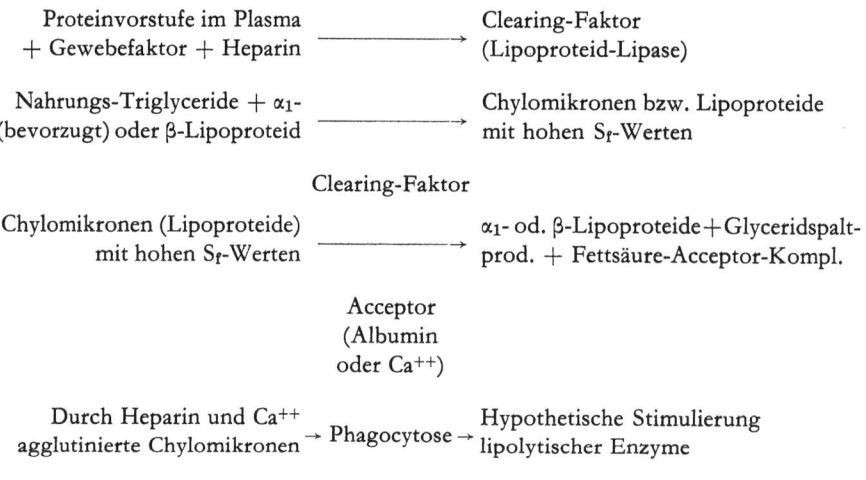

Die Organverteilung des Radiobroms zeigt eine selektive Anreicherung in der Leber sowie eine geringere jeweils unter 1% liegende Beteiligung der anderen Organe, insbesondere des Darms.
Die Blutabfallkurve weist ein paralleles Verhalten des radioaktiven Blutspiegels bei jungen und alten Hühnern nach, wobei der voneinander abweichende Verlauf der beiden Kurven im Unterschied der Klärreaktion von beiden Tiergruppen gesehen wird.
Bei jungen Hühnern ist nur bis zu ¼ Std. nach Applikation im Serum eine elektrophoretische radioaktive Bande zu trennen, bei alten atherosklerotischen Hühnern gelingen elektrophoretische Trennung und autoradiographischer Nachweis noch über 12 Std. und länger.

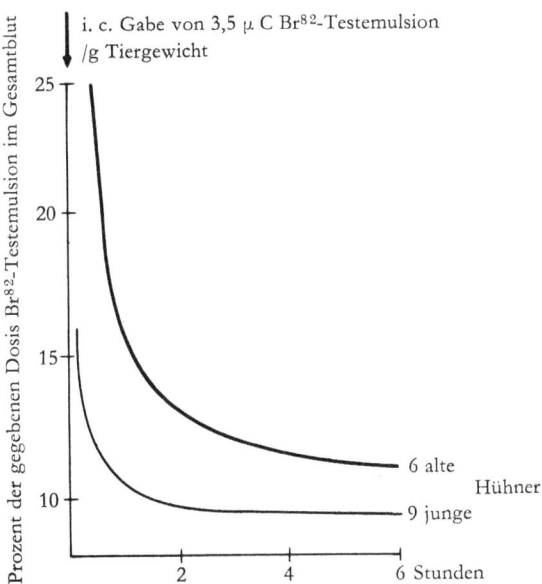

Abb. 17   Blutabfallkurven nach intrakardialer Gabe von Br^{82}-markiertem Latex 17/146–1 (entgast). Mittelwerte von sechs alten und neun jungen Hühnern
(nach SCHLÜSSEL [164])

Altes Huhn mit Atherosklerose

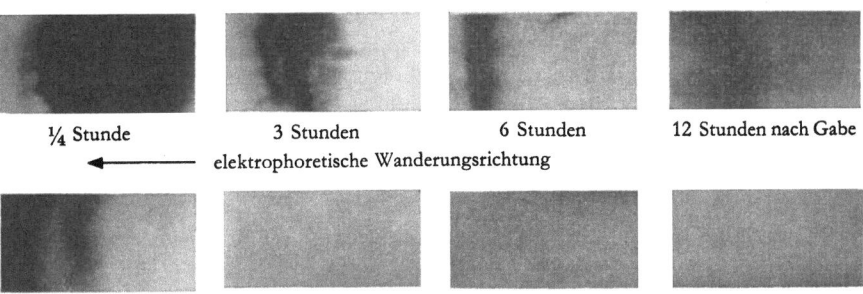

Junges Huhn ohne Atherosklerose

Abb. 18   Papierelektrophorese des Serums ¼, 3, 6 und 12 Stunden nach intrakardialer Gabe von Br^{82}-markiertem Latex 17/146-1 (entgast)
Hier: autoradiographische Röntgenfilmschwärzung durch die Papierelektrophoresestreifen
(nach SCHLÜSSEL [164])

Diskussion

Vielfache Faktoren beeinflussen die Nahrungsfettaufnahme und die Blutfettklärung. Entsprechend den Kenntnissen über Fett-Transport und -Verwertung ist den enzymatischen Vorgängen bei der Fettklärung die größte Beachtung zu schenken. Physikalische Momente beeinflussen die Emulgierung über Vergrößerung der Fettpartikeloberfläche und verbessern die encymatischen Angriffsbedingungen. Vor der Aufspaltung können Fettpartikeln aus dem Blutgefäßinhalt abwandern. Nach Zahl und Größe für verschiedene Gefäßbezirke unterschiedliche Wandporen haben wohl die Aufgabe einer Siebung.

Es ist bekannt, daß Mineralöle im Vergleich zu pflanzlichen Ölen sehr langsam aus dem Blut verschwinden [84]. Unsere Untersuchungen sollten klären, ob unter Ausschaltung des encymatischen Fettpartikelabbaus, hier durch Applikation unphysiologischer Fette, Unterschiede der Klärgeschwindigkeit zwischen Gesunden und Atherosklerotikern bestehen.

Die Versuchsanordnung wurde durch eine für diesen Zweck entwickelte synthetische, fettartige, Br^{82}-markierte Testsubstanz vereinfacht. Zum Vergleich wählten wir im Tierexperiment junge und alte Hühner. Unterschiedlich waren neben den allgemeinen Alterungsvorgängen der starke atherosklerotische Gefäßbefall der alten Tiere gegenüber den jungen.

Wir konnten feststellen, daß die Klärgeschwindigkeit der körperfremden Fettsubstanz bei alten atherosklerotischen Hühnern deutlich langsamer verläuft als bei jungen. Dieser Unterschied wird in den Blutabfallkurven wie auch in den vergleichend dargestellten Elektrophorese-Autoradiographien deutlich. Die Wanderungsgeschwindigkeit im Elektrophoresebild zeigt, daß die Testsubstanz in einer Zone transportiert wird, kurz nach der Applikation eine Schleppe zur elektrophoretischen Aufsatzstelle hat, später aber gut markiert ist. Die Stabilität der Br^{82}-Markierung darf nach dem elektrophoretischen Wanderungsbild als gesichert angesehen werden. Die Aktivitätsanreicherung in der Leber deuten wir so, daß das RES die körperfremden Partikeln in bevorzugtem Maß aufnimmt.

Wir schließen aus den erhaltenen Untersuchungsergebnissen, daß die Intaktheit und Leistungsfähigkeit der Leber auch unabhängig von encymatischen Vorgängen für die Klärreaktion bedeutungsvoll ist. Das entspricht der klinischen Erfahrung bei intravenöser Fetternährung, in der der funktionellen Intaktheit der Leber für die Verträglichkeit eine entscheidende Rolle zukommt. Vergleichsweise entsprach die gewählte Dosis für den Normalmenschen (70 kg) einer momentanen einmaligen Gabe von 7 g Fett intravenös, eine Menge, die man z. B. als 10%ige Fettemulsion in einer Zeit von etwa 30 min als Dauertropf applizieren würde. Innerhalb von 10 sec. gegeben wäre beim Menschen ein ähnlicher Ablauf der Klärreaktion zu erwarten gewesen wie der hier tierexperimentell aufgezeigte.

Da auch physiologische Fettemulsionen im Prinzip körperfremd sind, ist der Organismus bestrebt, sie zu eliminieren bzw. fermentativ abzubauen. So läßt sich bei einer Lipämie durch Fettfärbung der KUPFERschen Sternzellen die Funktion des RES hinsichtlich der Überschwemmung mit Fettpartikeln vom Pathologen deutlich machen. So stellt jede Nahrungsfettaufnahme, nach der im Blut Chylomikronen auftreten, im Prinzip eine vorübergehende Gefährdung des Organismus dar. Es wird von Interesse sein zu prüfen, ob auch im physiologischen Bereich nach Nahrungsfettaufnahme dem RES eine regulierende Rolle in der Klärreaktion durch Aufnahme und Abgabe von Fettpartikeln zukommt.

Zusammenfassung

Ein Überblick über die uns bekannten Fakten der Klärreaktion zeigt, daß die encymatischen Vorgänge im Vordergrund stehen. Unterstützend wirken die Feinheit der Emulgierung und die Eliminierung von Fettpartikeln durch Abwanderung aus der Gefäßwand (Wandporen der Gefäße) und Abfangen durch das RES. Tierexperimentell konnte gezeigt werden, daß auch unter Ausschluß des encymatischen Fettpartikelabbaus ein Unterschied in der Klärgeschwindigkeit besteht, wenn man junge und alte atherosklerotische Hühner vergleicht.

Priv.-Doz. Dr. med. HANS SCHLÜSSEL

Literaturverzeichnis

[1] HOSALEK, H., Med. u. Ernährung. Sonderheft: Nahrungsfett und Atherosklerose, 1961.
[2] LEUPOLD, F., Med. u. Ernährung. Sonderheft: Nahrungsfett und Atherosklerose, 1961.
[3] VOIGT, K. D., und E. J. KLEMPIEN, Med. u. Ernährung. Sonderheft: Nahrungsfett und Atherosklerose, 1961.
[4] PEZOLD, F. A., Med. u. Ernährung. Sonderheft: Nahrungsfett und Atherosklerose, 1961.
[5] BERG, G., Med. u. Ernährung. Sonderheft: Nahrungsfett und Atherosklerose, 1961.
[6] ECKSTEIN, M., Med. u. Ernährung. Sonderheft: Nahrungsfett und Atherosklerose, 1961.
[7] SCHRADE, W., Med. u. Ernährung. Sonderheft: Nahrungsfett und Atherosklerose, 1961.
[8] SCHÖN, H., Med. u. Ernährung. Sonderheft: Nahrungsfett und Atherosklerose, 1961.
[9] BÖHLE, E., Med. u. Ernährung. Sonderheft: Nahrungsfett und Atherosklerose, 1961.
[10] ZÖLLNER, N., Med. u. Ernährung. Sonderheft: Nahrungsfett und Atherosklerose, 1961.
[11] WOLFF, R., Thérapie 17, 1133 (1962).
[12] WOLFF, P., und PRIGNON, Arch. Intern. Pharmakodyn 131, 255 (1959).
[13] SCHÖN, H., und W. ZELLER, Mü. Med. Wschr. 104, 24, 33 (1962).
[14] SCHETTLER, G., Arteriosklerose. Thieme-Verlag, Stuttgart (1961).
[15] FRENCH, J. E., B. MORRIS und D. S. ROBINSON, Brit. Med. Bulletin 14, 234 (1958).
[16] SCHÖLL, H. und G. SCHETTLER, D. M. W. 82, 1405 (1959).
[17] Ders., Erg. Inn. Med. N. F. 16, 245 (1961).
[18] KELLSEY, F. E., und H. E. LONGENECKER, J. Biol. Chem. 139, 727 (1941).
[19] SCHÖN, H., Med. u. Ernährung. Sonderheft 1962.
[20] HENNING, N., H. SCHÖN und W. FAHSOLD, D. M. W. 85 I, 777 (1960).
[21] WEITZEL, G., Zeitschr. f. physik. Chemie 187, 254 (1951).
[22] EGGSTEIN, M., und J. JOCHEMS, Die Bedeutung der Nahrungsfette in der Pädiatrie. F. Enkel Verlag, Stuttgart, 44 (1961).
[23] KUKULINS, K., Mels. Med. Pharm. Mitteilung, Heft 97.
[24] DOHRMANN, R., Mel. Med. Pharm. Mitt., Heft 98.
[25] KÜMMELL, H. J., Mel. Med. Pharm. Mitt., Sonderdruck.
[26] RONY, H., und B. MORTIMER, Endocrinologie 15, 388 (1931).
[27] SCHÖN, H., Intern. Kongr. Wiesbaden 67, 886 (1961).
[28] HERBST, F. S., Science 123, 843 (1956).
[29] HAVEL, R. J., und D. S. FREDERICKSON, J. Clin. Investigation 35, 1025 (1956).
[30] MOELLER, H. C., J. Lab. u. Clin. Med. 46, 450 (1955).
[31] GROSSMANN, M. J., J. Lab. Clin. Med. 40, 805 (1952).

[32] BECKER, H., J. Clin. Med. 48, 786 (1955).
[33] WADELL, W. R., Ann. Surg. 138, 734c (1953).
[34] MARBLE, A., J. Physiol. 109, 467 (1934).
[35] STARUP, U., Undersogelser over experimentel hyperlipemie Kobenhayn (1937).
[36] MANN, G. V., J. Lab. Clin. Med. 33, 1503 (1948).
[37] JOHNSON, W. A., und S. FREEMANN, J. Lab. Clin. Med. 39, 414 (1952).
[38] McKIBBIN, J. M., J. HEGSTEDT und F. J. STARE, Fed. Proc. 2, 98 (1943).
[39] WADDELL, W. R., Amer. J. Physiol. 172, 90 (1954).
[40] MENG, H. C., und S. FREEMANN, J. Lab. Clin. Med. 33, 689 (1948).
[41] BENTLEY, W. B., und VAN ITALLIE, J. Lab. Clin. Med. 48, 184 (1956).
[42] LERNER, S. R., Science 7, 109 (1949).
[43] GEYER, R. P., J. Biol. Chem. 176, 1469 (1948).
[44] MANN, G. V., und GEYER, J. Lab. Clin. Med. 33, 1503 (1948).
[45] McKIBBIN, J. M., J. Clin. Invest. 25, 679 (1946).
[46] MENG, H. C., J. Lab. Clin. Med. 34, 1121 (1949).
[47] GEYER, R. P., Physiol. Rev. 40, 150 (1960).
[48] GEYER, R. P., J. Lab. Clin. Med. 33, 175 (1948).
[49] GEYER, R. P., J. Lab. Clin. Med. 34, 688 (1949).
[50] SATO, G. J., Exp. Med. 120, (1931).
[51] SCHÖN, W., R. ZIMMER und W. ZELLER, Mü. Med. Wschr. 103, 1616 (1961).
[52] SCHÖN, H., und F. HAGEMANN, Med. Welt 44, 2334 (1962).
[52a] SCHÖN, H., und H. KÖBLER, Med. Welt 45, 2381–2385 (1962).
[53] MEYER, C., und E. FRANCHER, Metabolism 6, 591 (1957).
[54] PRESTON, F. W., und G. HENEGAR, Surg. Clin. N. Amer. 39, 145 (1959).
[55] FREEMANN, S., Quart. Bull. Northw. Univ. med. Sch. 28, 113 (1954).
[56] PRESTON, W., A. BARNESS, U. MANDEL, E. STALEY und J. TRIPPEL, Metabolism 6, 758 (1957).
[57] JORDAN, P. H., jr., Metabolism 6, 656 (1957).
[58] SHAFIROFF, B., und J. H. MULHOLLAND, Ann. Surg. 133, 145 (1951).
[59] SHAFIROFF, B., J. MULHOLLAND und J. BAKER, Exp. Med. Surg. 9, 184 (1951).
[60] BECKER, G., und M. I. GROSSMANN, Lab. Clin. Med. 42, 780 (1953).
[61] WADDEL, W. R., R. P. GEYER, R. F. OLSEN und F. J. STARE, Metabolism 6, 816 (1957).
[62] GEYER, R. P., F. R. OLSEN, F. B. ANDRUS, W. R. WADDEL und F. J. STARE, J. Amer. Oil Chemist's Soc. 32, 365 (1955).
[63] McCANDLESS, E. L., und D. B. ZILVERSMIT, Amer. J. Physiol. 193, 294 (1958).
[64] ZILVERSMIT, D. B., N. SALKY, M. TRUMBULL und E. McCANDLESS, J. Lab. Clin. Med. 48, 386 (1956).
[64a] KELLNER, A., J. W. CORELL, und A. LADD, J. exp. Med. 93, 373 (1951).
[64b] LAMBERT, G., F. MILLER und D. V. FROST, Amer. J. Physiol. 164, 490 (1951).
[64c] WADDELL, W. R., R. P. GEYER, J. M. SASLAW und F. J. STARE, Amer. J. Physiol. 174, 39 (1953).
[65] STANLEY, R., und S. J. THANNHAUSER, Trans. Assoc. Am. Physiol. 60, 245 (1949).
[66] THANNHAUSER, S. J., »LIPODOSES«, Grune & Stratton, New York und London 1958.
[67] LIKOFF, W., D. BERKOWITZ, A. WOLDOW, A. G. JACOBS und D. M. SKLAROFF, Circulation 18, 1118 (1958).
[68] LIKOFF, W., D. BERKOWITZ, A. WOLDOW und A. G. JAKOBS, Circulation 16, 908 (1957).

[69] KAPLAN, E., B. D. EDIDIN, R. C. FRUIN und L. A. BAKER, Gastroentreology 34, 901 (1958).
[70] RUFFIN, J. M., J. C. KEEVER, C. CHEARS, W. W. SHINGLETON, G. J. BAYLIN, J. K. ISLEY und A. P. SANDERS, Gastroenterology 34, 484 (1958).
[71] DUFFY, B. J., und D. A. TURNER, Ann. Int. Med. 48, 1 (1958).
[72] SANDERS, A. P., J. K. ISLEY, K. SHARPE, G. J. BAYLIN, W. W. SHINGLETON, J. C. HYMANNS, J. M. RUFFIN und R. J. REEVES, Am. J. Roentgenology, Rad. Ther. and Nuc. Med. 75, 386 (1956).
[73] KORN, E. D., J. biol. Chem. 215, 1, 15 (1955).
[74] ZEMPLENYI, T., und D. GRAFNETTER, Brit. J. Exp. Phathol. 39, 99 (1958).
[75] SCHRADE, W., E. BÖHLE, R. BIEGLER, V. MEDER und R. TEICKE, Klin. Wschr. 3, 126 (1960).
[76] KINSELL, L. W., J. PARTRIDGE, L. BOLING, S. MARGEN und G. MICHAELS, J. clin. endocrin. 12, 909 (1952).
[77] PEZOLD, F. A., »Lipide und Liproteide im Blutplasma«. Springer, Berlin–Göttingen–Heidelberg (1961).
[78] SP-54-Prospekt.
[79] KÜHNAU, J., Mel. Med. Pharm. Mitt. 2253 (1962).
[80] SCHETTLER, G., und W. SCHWARTZKOPFF, Mel. Med. Pharm. Mitt. 2261 (1962).
[81] VOGT, W., Mel. Med. Pharm. Mitt. 2284 (1962).
[82] SCHÖN, H., Mel. Med. Pharm. Mitt. 2296 (1962).
[83] BERG, G., Mel. Med. Pharm. Mitt. 2315 (1962).
[84] KAUSTE, O., und Y. KERTTULA, Mel. Med. Pharm. Mitt. 2319 (1962).
[85] COURTICE, F. C., und B. MORRIS, Quart. J. exp. Physiol. 40, 138 (1955).
[86] FREDRICKSON, D. S. und R. S. GORDON, jr., Physiol. Rev. 38, 585 (1958).
[87] ENGELBERG, H., J. Lab. Clin. Med. 53, 39 (1959).
[88] LINDGREN, F. T., H. ELLIOT, L. HAYES, N. K. FREEMANN und J. W. GOFMAN, Ann. N. Y. Acad. Sci. 72, 826 (1959).
[89] SCHRADE, W., Schweiz. med. Wschr. 1959, 117.
[90] ALBRING, J., Clin. Invest. 34, 147, 1955.
[91] AHRENS, J., J. Exp. Med. 90, 499 (1949).
[92] BURR, W., C. DUNKELBERG, J. MCPHERSON und H. TRIDWELL, J. biol. Chem. 210, 531, (1954).
[93] BLOOR, W. R., J. biol. Chem. 24, 227 (1916).
[94] WHITE, A., Lipid metabolism. In: DUNCAN, G. G., Diseases of metabolism. Philadelphia und London, Saunders 1959.
[95] WEST, E. S., and R. W. TODD, Textbook of biochemistry, p. 544, 545, New York, Macmillan 1951.
[96] HINSBERG, K., Hdb. d. Physiologischen und pathologisch-chemischen Analyse. Bd. V. Berlin–Göttingen–Heidelberg, Springer 1953, S. 131/132.
[97] SCHETTLER, G., In: Hdb. inn. Medizin VII/2, Berlin–Göttingen–Heidelberg, Springer, S. 609–778.
[98] LEUTHARDT, F., Lehrbuch der »Physiol. Chemie«, 13. Aufl. Berlin, Walter de Gruyter und Co. 1957.
[99] SCHULZE, G., Ergebn. inn. Med. Kinderheilk. N. F. 10, Berlin–Göttingen–Heideberg. Springer 1958.
[100] HAVEL, R. J., J. clin. Invest. 36, 848 (1957).
[101] FROEHLICH, A. L.
[102] MAN, E. B., und M. J. ALBRINK, III. Intern. Conf. Biochem. Lipids (1956).

[103] THANNHAUSER, J. S., Lipidoses, III. Aufl., Grune Stratton 1958.
[104] DESNUELLE, P., M. NAUDET und J. ROUZIER, Arch. Sci. physiol. 2, 71 (1948).
[105] DESNUELLE, P., M. NAUDET und J. ROUZIER, Biochem. biophys. Acta 9, 531 (1952).
[106] DESNUELLE, P., und M. J. CONSTANTIN, Biochim. biophys. Acta 9, 531 (1952).
[107] BORGSTRÖM, B., Arch. Biochem. 49, 268 (1954).
[108] BERGSTRÖM, S., und B. BORGSTRÖM, Ann. Rev. Biochem. 25, 177 (1956).
[109] REISER, R., Clin. Chem. 1, 93 (1955).
[110] REISER, R., M. D. BRYSOM, M. J. CARR und K. KUIKEN, J. Biol. chem. 194, 131 (1952).
[111] REISER, R., und J. W. DIECKERT, Proc. Soc. exp. Biol. Med. 92, 649 (1956).
[112] FRAZER, A. C., J. H. SCHUHMANN und H. C. STEWART, J. Physiol. (Lond.), 95, 21 (1939).
[113] BERGSTRÖM, S., R. BLOMSTRAND und B. BORGSTRÖM, Biochem. J. 58, 600 (1954).
[114] BLOMSTRAND, R., Acta physiol. scand. 32, 99 (1954).
[115] TANGL, H., und N. BEREND, Biochem. J. 220, 234 (1930).
[116] DANGERFIELD, W. G., und E. B. SMITH, Biochem. J. 58, 13 (1954).
[117] TANGL, H., und N. BEREND, Biochem. J. 232, 181 (1931).
[118] BENHAMOU, E., J. PUGLIESE, P. AMOUCH und J. C. CHICHE, Press. méd. 441 (1955) 1725.
[119] SWAHN, B., Scand. J. clin. Lab. Invest. 5, Suppl. 9 (1953).
[120] ANTONINI, F. M., L. SALVINI und A. SORDI, G. Geront. Suppl. 1, 95 (1953).
[121] SCHMID, J., J. ENZINGER, F. HERBST und F. WARUM, Wien. klin. Wschr. 1953, 557.
[122] GROSS, Ph., und H. WEICKER, Klin. Wschr. 1954, 509.
[123] RAYNAUD, E., R. D'ESHOUGUES, P. PAQUET und S. CRUCK, Sem. Hop. Paris 30, 4065 (1954).
[124] KLEIN, E., und F. H. FRANKEN, Dtsch. med. Wschr. 1957, 484.
[125] BANSI, H. W., R. TH. GRONOW und H. REDETZKI, Klin. Wschr. 1955, 101.
[126] GEINITZ, W., und W. SCHILD, Ärztl. Forsch. 9, I/470 (1955).
[127] WEICKER, H., Ärztl. Wschr. 1955, 1057.
[128] BÖHLE, E., K. BÖTTCHER, H. G. PIEKARSKI und R. BIEGLER, Dtsch. Arch. klin. Med. 203, 29 (1956).
[129] BERG, G., F. SCHEIFFARTH und G. MARWAN, Klin. Wschr. 1957, 415.
[130] FASOLI, A., Lancet 1952, 106.
[131] NIKKILÄ, E., Scand. clin. Lab. Invest. 5, Suppl. 8 (1953).
[132] NYS, A., Rev. belge Path. 23, 329 (1953).
[133] LORENZINI, E., und E. INNOCENTI, Boll. Soc. med.-chir. Modena 54, Fasc. III.
[134] VOIGT, K. D., und E. A. SCHRADER, Z. Kreisl.-Forsch. 43, 2 (1954).
[135] KROETZ, Ch., und F. W. FISCHER, Dtsch. med. Wschr. 1954, 653.
[136] ROSENBERG, A., E. YOUNG und S. PROGER, Amer. J. Med. 16, 818 (1954).
[137] KÜHN, A., und W. MÜLLER, Med. Mschr. 9, 742 (1955).
[138] CHAPIN, M. A., J. Lab. clin. Med. 47, 386 (1956).
[139] SCHMIDT, H., und G. ZERLETT, Med. Klin. 51, 1742 (1956).
[140] FISCHER, A., Klin. Wschr. 1957, 373.
[141] LEUPOLD, F., und H. W. WIELAND, Int. Journ. prophyl. Med. und Soz. Hygiene 2, 1 (1958).
[142] BOYD, E. M., J. biol. chem. 101, 323 (1933).
[143] BÖHLE, E. K., R. BIEGLER und G. HOHNBAUM, Medizinische 1958, 664.

[144] PAGE, I. H., E. KIRK, W. H. LEWIS, W. R. THOMPSON und D. D. VAN SLYKE, J. biol. chem. 111, 613, (1935).
[145] ALBRINK, M. J., E. B. MAN und J. B. PETERS, J. clin. invest. 147 (1955).
[146] BORGSTRÖM, B., und C. B. LAURELL, Acta physiol. scand. 29, 264 (1953).
[147] BYERS, S. O., und M. FRIEDMAN, Ann. J. Physiol. 179, 79 (1954).
[148] GITLIN, D., D. NECKASARO, J. L. ONCLEY, W. L. HUGHES und CH. A. JANEWAY, J. clin. Invest. 37, 172 (1958).
[149] PIERCE, F. T. jr., Metabolism 3, 142 (1954).
[150] BLAND, E. F., und P. D. WHITE, J. Amer. med. Ass. 117, 1171 (1941).
[151] EDER, H. A., and D. STEINBERG, J. clin. Invest. 34, 932 (1955).
[152] BLOOM, B., I. L. CHAIKOFF und W. O. REINHARDT, Amer. J. Physiol. 166, 451 (1951).
[153] GITLIN, D., und D. CORNWELL, J. clin. Invest. 35, 706 (1956).
[154] VOLWILER, W., P. D. GOLDWORTHY, M. D. MACCHARTIN, P. A. WOOD, R. MACKARY und K. FREMOUT-SMITH, J. clin. Invest. 34, 1126 (1955).
[155] EDER, H. A., und D. STEIBERG, J. clin. Invest. 34, 932 (1955).
[156] AVIGAN, J., H. A. EDER, D. STEINBERG, Proc. Soc. exp. Biol. (NY) 95, 429 (1957).
[157] KUNKEL, A. S., und A. G. BEARN, Proc. Soc. exp. Biol. (NY) 86, 887 (1954).
[158] HAGERMAN, J. A. S., und R. S. GOULD, Proc. Soc. exp. Biol. 78, 329 (1951).
[159] HAVEL, R., und D. S. FREDERICKSON, J. clin. Invest. 35 (1956).
[160] FRENCH, J. E., und B. MORRIS, J. Physiol. 138 (1957), 326 (1957).
[161] MORRIS, B., Quart. J. Exp. Physiol. 43 (1958), 528.
[162] BRAGDON, J. H., R. S. GORDON, J. clin. Invest. 37, 574, 1958.
[163] SCHULTE, H. E., Scand. J. clin. Lab. Invest. 10, 135 (1957).
[164] SCHLÜSSEL, H., Med. Welt Nr. 5/6/7 (1961).
[165] WELD, C. B., Canad. med. Ass. J. 51, 578 (1944).
[166] SWANK, R. L., Amer. J. Physiol. 164, 798 (1951).
[167] SWANK, R. L., und V. WILMOT, Amer. J. Physiol. 167, 403 (1951).
[168] SWANK, R. L., und S. W. LEVY, Amer. J. Physiol. 171, 208 (1952).
[169] ZINN, W. J., G. FIELD und G. C. GRIFFITH, Proc. Soc. exp. Biol. (NY), 80, 276 (1952).
[170] WIENERT, PAUL, Dissertation Köln (1958).
[171] SCHÖN, H., G. BERG und C. L. WIEDMANN, Med. u. Ernähr. 4, 233 (1963).
[172] BERG, G., Med. u. Ernähr. 4, 91 (1963).
[173] BJORKLUND, D., S. KATZ, J. Amer. Soc. 78, 2122 (1956).
[174] HAYES, Th. L., J. E. HEWITT, J. appl. Physiol. 11, 425 (1957).
[175] ONCLEY, J. L., R. FRANK, N. GURD, Acad. Press. Inc. N. Y. 1953.
[176] SHORE, B., Arch. Biochem., 71, 1 (1957).

FORSCHUNGSBERICHTE
DES LANDES NORDRHEIN-WESTFALEN

Herausgegeben im Auftrage des Ministerpräsidenten Dr. Franz Meyers
von Staatssekretär Prof. Dr. h. c. Dr.-Ing. E. h. Leo Brandt

MEDIZIN · PHARMAKOLOGIE

HEFT 84
Dr. med. habil. Dr. phil. Heinz Baron, Düsseldorf
Über Standardisierung von Wundtextilien
1954. 19 Seiten. DM 6,40

HEFT 94
Prof. Dr. phil. habil. G. Winter, Bonn
Die Heilpflanzen des MATTHIOLUS (1611) gegen Infektionen der Harnwege und Verunreinigung der Wunden bzw. zur Förderung der Wundheilung im Lichte der Antibiotikaforschung
1954. 58 Seiten, 1 Abb., 2 Tabellen. DM 11,50

HEFT 95
Prof. Dr. phil. habil. G. Winter, Bonn
Untersuchungen über die flüchtigen Antibiotika aus der Kapuziner- (Tropaeolum maius) und Gartenkresse (Lepidium sativum) und ihr Verhalten im menschlichen Körper bei Aufnahme von Kapuziner- bzw. Gartenkressensalat per os
1955. 74 Seiten, 9 Abb., 25 Tabellen. DM 14,—

HEFT 146
Dr.-Ing. F. Gruß, Düsseldorf
Sterilisation mit Heißluft
1955. 18 Seiten, 10 Abb. DM 7,70

HEFT 221
Dr. rer. nat. W. Meyer-Eppler, Institut für Phonetik und Kommunikationsforschung der Universität Bonn
Experimentelle Untersuchungen zum Mechanismus von Stimme und Gehör in der lautsprachlichen Kommunikation
1955. 41 Seiten, 24 Abb. DM 13,45

HEFT 237
Dr. med. Paul Endler und Dr. med. H. Ludes, Köln
Bericht über eine Studienreise zur Orientierung der heutigen Behandlung der Lungentuberkulose in den Vereinigten Staaten von Nordamerika
1956. 21 Seiten. DM 7,10

HEFT 257
*Prof. Dr. med. Gunther Lehmann und
Dr. med. J. Tamm, Max-Planck-Institut für Arbeitsphysiologie Dortmund*
Die Beeinflussung vegetativer Funktionen des Menschen durch Geräusche
1956. 37 Seiten, 25 Abb., 3 Tabellen. DM 11,20

HEFT 258
*Dr. med. Helmut Paul, Linz (Rhein), und
Prof. Dr. Otto Graf, Sozialforschungsstelle an der Universität Münster, Dortmund*
Zur Frage der Unfälle im Bergbau
1956. 41 Seiten, 9 Abb., 22 Tabellen. DM 11,20

HEFT 300
*Prof. Dr. Erich Schütz und
Privatdozent Dr. Heinz Caspers, Physiologisches Institut der Universität Münster*
Tierexperimentelle Untersuchungen über die Alkoholwirkungen auf Erregbarkeit und bioelektrische Spontanaktivität der Hirnrinde
1956. 32 Seiten, 6 Abb., 1 Tabelle. DM 9,55

HEFT 306
Prof. Dr. Bernhard Rensch, Münster
Elektrophysiologische Untersuchungen zur Analysierung der Bildung von Assoziationen und Gedächtnisspuren in Gehirn und Rückenmark
Prof. Dr. med. Dr. phil. Arnold Loeser, Münster
Akute und chronische Giftwirkungen sauerstoffhaltiger Lösungsmittel
1956. 23 Seiten, 9 Abb. DM 8,90

HEFT 325
Prof. Dr. phil. Eduard Schratz, Botanisches Institut Abt. Pharmazeutische Botanik der Universität Münster
Pharmakognostische Untersuchungen am Medizinal-Rhabarber
1957. 62 Seiten, 29 Abb., 3 Tabellen. DM 17,90

HEFT 347
Prof. Dr. med. Siegfried Ruff, Dr. med. Friedrich Kipp, Dr. med. Harald Hansteen und Dipl.-Physiologe Dr. med. Gerhard Müller, Bonn
Untersuchungen zur Frage der Gehörschädigung des fliegenden Personals der Propellerflugzeuge
1957. 42 Seiten, 27 Abb., 3 Tabellen. DM 11,10

HEFT 359
Dr.-Ing. Franz Josef Meister, Düsseldorf
Veränderung der Hörschärfe, Lautheitsempfindung und Sprachaufnahme während des Arbeitsprozesses bei Lärmarbeiten
1957. 74 Seiten, 11 Abb., 40 Audiogramme, zahlreiche Tabellen. DM 19,90

HEFT 371
Dr. phil. Wilhelm Lejeune, Köln
Beitrag zur statistischen Verifikation der Minderheiten-Theorie
1958. 90 Seiten, 14 Abb. DM 17,90

HEFT 387
Prof. Dr. med. Walter Kikuth und Dozent Dr. med. Ludwig Grün, Düsseldorf
Die Verhütung von Infektion durch Desinfektion des Raumes und der Raumluft
1957. 84 Seiten, 14 Abb., 20 Tabellen. DM 22,50

HEFT 394
Privatdozent Dr. med. Wilhelm Koch, Oberarzt der Orthopädischen Universitätsklinik und Poliklinik (Hufferstiftung) Münster Direktor: Prof. Dr. med. O. Hepp
Die Ablagerung radioaktiver Substanzen im Knochen
1958. 188 Seiten, 147 Abb. DM 51,—

HEFT 414
Dr. med. Heinz Karl Parchwitz und Dr. med. Cuno Winkler, Chirurgische Universitätsklinik und Poliklinik Bonn Direktor: Prof. Dr. Alfred Gütgemann
Speicherung organischer Farbstoffe und künstlich radioaktiver Substanzen in Geschwülsten
1957. 34 Seiten, 14 Abb. DM 13,35

HEFT 416
Oberregierungsgewerberat Dipl.-Ing. Gerd Steinicke, Hamburg
Die Wirkung von Lärm auf den Schlaf des Menschen
1957. 34 Seiten, 14 Abb., 8 Tabellen. DM 11,60

HEFT 446
Dr. med. Gerhard Schäfer, Bonn
Glutationsstoffwechsel und Sauerstoffmangel
1957. 18 Seiten, 5 Tabellen. DM 6,40

HEFT 448
Dr. med. Cuno Winkler, Isotopen-Laboratorium der Chirurgischen Universitätsklinik Bonn
Ein Koinzidenz-Szintillometer zum Zwecke der Schilddrüsenfunktionsdiagnostik und der Tumordiagnostik *1957. 20 Seiten, 12 Abb. DM 8,35*

HEFT 467
Prof. Dr. Dr. h. c. E. Klenk und Dr. phil. Hans Faillard, Physiologisch-Chemisches Institut der Universität Köln
Neue Erkenntnisse über den Mechanismus der Zellinfektion durch Influenzavirus
Die Bedeutung der Neuraminsäure als Zellreceptor für das Influenzavirus
1957. 40 Seiten, 5 Abb. DM 14,40

HEFT 468
Prof. Dr. med. Dr. med. dent. Gustav Korkhaus und Dr. med. dent. Rudolf Alfter, Bonn
Die Vakuumwurzelbehandlung
1958. 48 Seiten, 60 Abb. DM 16,55

HEFT 486
Dozent Dr. med. Eberhard Lerche und Dr. med. Jost Schulze, Aachen
Hörermüdung und Adaptation im Tierexperiment
1958. 31 Seiten, 12 Abb. DM 10,55

HEFT 490
Im Auftrage der Forschungsgemeinschaft »Staub- und Silikosebekämpfung«
Zur Staub- und Silikosebekämpfung im Steinkohlenbergbau
1958. 90 Seiten, 47 Abb., 7 Tabellen. Vergriffen

HEFT 497
Oberarzt Dr. med. Gunter Mussgnug, Chirurgische Abteilung des Knappschafts-Krankenhauses Bottrop/Westf. Direktor: Prof. Dr. med. Blumensaat
Die Knochenveränderungen und der Knochenstoffwechsel beim Sudeck-Syndrom
1957. 46 Seiten, 18 Abb. DM 13,85

HEFT 517
Prof. Dr. med. Gunther Lehmann und Dr. med. Joachim Meyer-Delius, Max-Planck-Institut für Arbeitsphysiologie, Dortmund
Gefäßreaktionen der Körperperipherie bei Schalleinwirkung
1958. 24 Seiten, 12 Abb., 2 Tabellen. DM 9,15

HEFT 530
Prof. Dr. med. Otto Graf, Dr. R. Pirtkien, Dr. Dr. Joseph Rutenfranz und Dr. E. Ulich, Dortmund
Nervöse Belastung im Betrieb. I. Teil: Nachtarbeit und nervöse Belastung
1958. 52 Seiten, 10 Abb. Vergriffen

HEFT 538
Prof. Dr. Karl Hinsberg, Düsseldorf
Reaktion zur Frühdiagnose von Krebserkrankungen
1958. 14 Seiten, 1 Abb., 3 Tabellen. DM 7,—

HEFT 555
Dipl.-Phys. Karl Sellier
Der Nachweis kleinster CO-Mengen in Körperflüssigkeiten
Aus dem Institut für Gerichtliche Medizin der Universität Bonn Direktor: Prof. Dr. med. H. Elbel
1958. 22 Seiten, 12 Abb. DM 9,10

HEFT 556
*Prof. Dr. Adolf Gütgemann und
Dr. med. Gunther Karcher, Bonn*
Klinische und experimentelle Untersuchungen mit Hilfe einer künstlichen Niere
1958. 14 Seiten, 4 Abb. DM 7,10

HEFT 560
*Prof. Dr. med. Josef Vonkennel und
Dr. Günter Froitzheim, Universitäts-Hautklinik, Köln*
Zur Prüfung silikohaltiger Hautschutzsalben
1958. 22 Seiten, 4 Tabellen. DM 8,95

HEFT 571
Privatdozent Dr. med. Werner Klosterkötter, Münster
Zur Wirkung der Kieselsäure bei der Entstehung der Silikose
1958. 152 Seiten, 96 Abb., 7 Tabellen. DM 41,95

HEFT 577
Prof. Dr. med. Siegfried Ruff, Dr. med. Kurt Krieger, Dr. med. Gerhard Schäfer, Dr. med. Wolfgang Hartwich, Bonn, Dr. med. Otto Wünsche, Bad Godesberg, Dr. med. Hans Braun und Dr. med. Harald Hansteen, Bonn
Untersuchungen zur therapeutischen Anwendung des Sauerstoffmangels. 1. Mitteilung
1958. 118 Seiten, 30 Abb., 8 Tabellen. DM 29,10

HEFT 581
*Obermedizinalrat a. D. Dr. med. Friedrich Bassermann, Chefarzt der Heilstätte Donaustauf bei Regensburg.
Aus dem Westdeutschen Tuberkulose-Forschungsinstitut an dem Sanatorium Rheinland, Honnef am Rhein
Leiter: Medizinalrat Dr. W. Ohm*
Elektronenoptische Untersuchungen an Ultradünnschnitten des Tuberkulose-Erregers sowie der käsigen Gewebsnekrose und zum Problem des Vorkommens einer mycobakteriellen L-Phase
1958. 64 Seiten, 28 Abb. DM 18,90

HEFT 619
*Prof. Dr. med. Otto Graf und
Dr. med. Dr. phil. Joseph Rutenfranz, Max-Planck-Institut für Arbeitsphysiologie, Dortmund*
Zur Frage der Belastung von Jugendlichen
1958. 66 Seiten, 18 Abb., 12 Tabellen. DM 16,50

HEFT 626
Deutsches Krankenhaus-Institut e. V., Düsseldorf
Arbeitsabläufe auf Krankenstationen
1959. 264 Seiten, 59 Abb., 24 Tabellen. Vergriffen

HEFT 635
*Dr.-Ing. Dieter Dieckmann, Max-Planck-Institut für Arbeitsphysiologie, Dortmund
Direktor: Prof. Dr. med. Gunther Lehmann*
Die Minderung der Schwingungsbelastung des Menschen in Kraftfahrzeugen
1958. 24 Seiten, 8 Abb., 1 Tabelle. DM 7,90

HEFT 679
*Aus der chirurgischen Universitätsklinik Köln.
Direktor: Prof. Dr. med. Victor Hoffmann, und der Arbeits- und Forschungsgemeinschaft für Stadtverkehr und Verkehrssicherheit Prof. Dr. Dr. Paul Berkenkopf.
Bearbeiter: Gernot Büttner*
Die Verletzung von Autoinsassen. Ihre Entstehung und Verhütung
I. und II. Teil
1959. 393 Seiten, 180 Abb., 59 Tabellen. DM 66,—

HEFT 736
Dr. med. Walter Teusch Leitender Arzt der Inneren Abteilung des St.-Michael-Krankenhauses Völklingen/Saar
Behebung der Störungen vitaler Lebensvorgänge und ihrer Folgestörungen
1959. 30 Seiten. DM 8,50

HEFT 855
Prof. Dr. Jörn Gleiss, Kinderklinik Medizinische Akademie, Düsseldorf
Soziologische Untersuchungen über die Säuglingssterblichkeit im Ruhrgebiet
1960. 31 Seiten, 5 Abb., 13 Tabellen. DM 9,90

HEFT 856
Prof. Dr. Heinrich Reploh, Dr. Günther Gängel und Dr. Alexander Nehrkorn, Hygiene-Institut der Universität Münster
Untersuchungen über den Einfluß von Abwasser-Organismen auf Krankheitserreger
1960. 26 Seiten, 11 Abb., 11 Tabellen. DM 8,60

HEFT 860
Prof. Dr. med. Dr.-Ing. Wilhelm Dirscherl und Privatdozent Dr. rer. nat. Karl-Oskar Mosebach, Physiologisch-chemisches Institut der Universität Bonn
Untersuchungen über die Wirkungsweise der Steroidhormone und den Umsatz der Organproteine
1960. 20 Seiten, 6 Abb., 3 Tabellen. DM 7,—

HEFT 899
Dr.-Ing. Franz Josef Meister, Akustisches Laboratorium in der Medizinischen Akademie Düsseldorf
Aufzeichnung und Schallanalyse von Herzimpulsen mit Anwendungsbeispielen der Wirkung von Schallschocks auf den Menschen
1960. 39 Seiten, 21 Abb. DM 13,50

HEFT 992
Prof. Dr. Siegfried Niedermeier, Chefarzt der Augenklinik der Städtischen Krankenanstalten, Krefeld
Verfeinerung der Technik der Netzhautoperation
1961. 22 Seiten, 10 Abb. DM 7,90

HEFT 996
*Dozent Dr. Martin Zindler, Chirurgische Klinik der Medizinischen Akademie, Düsseldorf
Direktor: Prof. Dr. Ernst Derra*
Künstliche Hypothermie für Herzoperationen mit Kreislaufunterbrechnug Teil I
1961. 82 Seiten, 17 Abb., 6 Tabellen. DM 24,40

HEFT 1001
*Dipl.-Phys. Günther Langner, Institut für Elektronenmikroskopie an der Medizinischen Akademie Düsseldorf
Direktor: Prof. Dr. med. H. Ruska*
Die Informationsübertragung bei der Mikroskopie mit Röntgenstrahlen
1961. 125 Seiten, 25 Abb. DM 37,—

HEFT 1019
Prof. Dr. med. habil. Kurt Herzog, Chefarzt der Chirurgischen Klinik der Städtischen Krankenanstalten Krefeld
Zur Methodik der fortlaufenden graphischen Registrierung von Bewegungen der Gliedmaßengelenke des Menschen
1961. 59 Seiten, 26 Abb. DM 19,—

HEFT 1032
Prof. Dr. med. Wilhelm Bolt, Medizinische Universitätsklinik, Köln-Lindenthal
Lungenangiographie
1961. 40 Seiten, 30 Abb. DM 17,20

HEFT 1040
*Dr. med. Ursula Dix, Augenklinik der Medizinischen Akademie Düsseldorf
Direktor: Prof. Dr. E. Custodis*
Zur Frage der medikamentösen Verbesserung des nächtlichen Sehens
1962. 80 Seiten, 40 Abb. DM 26,50

HEFT 1049
Prof. Dr. med. Ludwig Grün, Medizinische Akademie, Düsseldorf
Die biochemischen Eigenschaften der Staphylokokken im Hinblick auf die Pathogenitätsbestimmung und Differenzierung der Keime zur Erkennung des Staphylokokken-Hospitalismus
1961. 61 Seiten. DM 19,50

HEFT 1080
Prof.-Ing. Ludolf Engel, Bergakademie Clausthal-Zellerfeld
Theorie der handgeführten schlagenden Druckluftwerkzeuge und experimentelle Untersuchungen insbesondere an Abbauhämmern im normalen und abnormalen Betrieb
1962. 86 Seiten, 53 Abb., 4 Tabellen. DM 39,—

HEFT 1103
*Prof. Dr. med. Helmut Venrath, Dr. med. Paul Endler, Dr. med. Marta Pirlet, Dr. med. Karl Heinz Trippe und Günter Sander, VDI, Medizinische Universitätsklinik Köln
Direktor: Prof. Dr. med. Dr.-Ing. h. c., Dr. med. h. c. H. W. Knipping*
Über eine neue Methode der regionalen Ventilationsanalyse mit Hilfe des radioaktiven Edelgases Xenon 133. (Isotopenthorakographie)
1962. 99 Seiten, 82 Abb., 6 Tabellen. DM 39,40

HEFT 1123
*Prof. Dr. med. Dr. phil. Leo Norpoth,
Dr. Theo Surmann unter Mitarbeit von Josef Clösges, Karl Tenderich, Wilhelm Oberwittler und Maria Schulze, Medizinische Abteilung des Elisabeth-Krankenhauses Essen*
Bioptische, bio- und fermentchemische Magenuntersuchungen
1962. 60 Seiten, 18 Abb., 23 Tabellen, 1 Faltblatt. DM 26,—

HEFT 1130
*Prof. Dr. Hans Maier-Bode, Pharmakologisches Institut der Rheinischen Friedrich-Wilhelm-Universität Bonn
Direktor: Prof: Dr. R. Domenjoz*
Untersuchungen zur Frage nach einer etwaigen Aufnahme von Dieldrin aus Dieldrin-imprägnierter Wolle in den menschlichen Organismus
1962. 23 Seiten, 7 Tabellen. DM 10,80

HEFT 1161
*Dozent Dr. med. Oberdorf, Pharmakologisches Institut der Medizinischen Akademie Düsseldorf
Direktor: Prof. Dr. med. Fritz Hahn*
Zur Pharmakologie des Bemegrid
Zugleich ein Beitrag zur Behandlung der Schlafmittelvergiftung
1963. 69 Seiten, 10 Abb., 10 Tabellen. DM 32,80

HEFT 1174
Deutsches Krankenhausinstitut e. V., Düsseldorf
Strahlenuntersuchungen und Strahlenbehandlungen — Organisation und Arbeitsablaufgestaltung in Strahlenabteilungen Allgemeiner Krankenhäuser
1963. 172 Seiten, 28 Abb., 29 Tabellen. DM 85,50

HEFT 1209
Prof. Dr. med. Rudolf Völker apl. Professor für Innere Medizin der Universität Göttingen, Ärztl. Direktor des Städt. Krankenhauses Bad Oeynhausen
I. Die Früherkennung der Herz- und Gefäßkrankheiten.
II. Methodische Verbesserungen zur Funktionsdiagnostik cardiovasculärer Erkrankungen
1963. 40 Seiten, 25 Abb. DM 24,80

HEFT 1210
Dr. med. Elmar Schnepper, Chirurgische Klinik und Poliklinik der Universität Münster
Direktor: Prof. Dr. med. P. Sunder-Plassmann
Vergleichende experimentelle und klinische Untersuchungen von 60 Co-γ-Strahlen und 200 kV-Röntgenstrahlen
1963. 191 Seiten, 135 Abb., 17 Tabellen. DM 116,—

HEFT 1273
Prof. Dr. med. Bernhard Lüderitz und Dr. med. Walter Noder, Bäderwissenschaftliches Institut des Staatsbades Salzuflen an der Universität Münster in Bad Salzuflen
Über die Wirkung von Bädern mit verschiedenem Kochsalz- und CO_2-Gehalt auf Gesunde und Kranke mit Funktionsstörungen des kardio-pulmonalen Systems
1964. 48 Seiten, 4 Tabellen, 18 Diagramme. DM 22,70

HEFT 1340
Walter Pribilla, Medizinische Klinik der Städtischen Krankenanstalten Köln-Merheim
Direktor: Prof. Dr. H. Schulten
Erythrokinetik
Untersuchungen über die Destruktion und Produktion der Erythrozyten mit Cr 51 und Fe 59

HEFT 1393
Prof. Dr. J. Gleiss, Kinderklinik der Medizinischen Akademie, Düsseldorf
Zur Analyse teratogener Faktoren mit besonderer Berücksichtigung der Thalidomid-Embryopathie

HEFT 1417
Prof. Dr. Dr. Dr. med. H. W. Knipping und Dr. Schlüssel, Medizinische Universitätsklinik Köln, Köln-Lindenthal
Die Klärreaktion
(Prüfung mit radioaktiven Markierungssubstanzen)

HEFT 1423
Priv.-Doz. Dr. med. Egon Wetzels, I. Medizinische Klinik der Medizinischen Akademie, Düsseldorf
Einzelfunktionen der Niere beim akuten Nierenversagen
In Vorbereitung

HEFT 1426
Dr. med. Jürgen Stegemann, Max-Planck-Institut für Arbeitsphysiologie, Dortmund
Der Einfluß künstlicher Beatmung auf den arteriellen Kohlendioxyddruck, das arterielle pH und die Stoffwechselgröße
In Vorbereitung

Verzeichnisse der Forschungsberichte aus folgenden Gebieten können beim Verlag angefordert werden:
Acetylen/Schweißtechnik – Arbeitswissenschaft – Bau/Steine/Erden – Bergbau – Biologie – Chemie – Eisenverarbeitende Industrie – Elektrotechnik/Optik – Energiewirtschaft – Fahrzeugbau/Gasmotoren – Farbe/Papier/Photographie – Fertigung – Funktechnik/Astronomie – Gaswirtschaft – Holzbearbeitung – Hüttenwesen/Werkstoffkunde – Kunststoffe – Luftfahrt/Flugwissenschaften – Luftreinhaltung – Maschinenbau – Mathematik – Medizin/Pharmakologie/NE-Metalle – Physik – Rationalisierung – Schall/Ultraschall – Schiffahrt – Textiltechnik/Faserforschung/Wäschereiforschung – Turbinen – Verkehr – Wirtschaftswissenschaft.

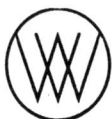

WESTDEUTSCHER VERLAG · KÖLN UND OPLADEN
567 Opladen/Rhld., Ophovener Straße 1–3

MIX
Papier aus verantwortungsvollen Quellen
Paper from responsible sources
FSC® C105338

If you have any concerns about our products,
you can contact us on
ProductSafety@springernature.com

In case Publisher is established outside the EU,
the EU authorized representative is:
**Springer Nature Customer Service Center GmbH
Europaplatz 3, 69115 Heidelberg, Germany**

Printed by Libri Plureos GmbH
in Hamburg, Germany